心理危机干预和心理援助
实用手册

基础理论

组织编写　国家心理健康和精神卫生防治中心
主　　编　刘正奎　姚宏文
副主编　任志洪　林贤浩　孙宏伟　阳　波

人民卫生出版社
·北　京·

图书在版编目（CIP）数据

心理危机干预和心理援助实用手册．基础理论／国家心理健康和精神卫生防治中心组织编写；刘正奎，姚宏文主编．-- 北京：人民卫生出版社，2025. 8.
ISBN 978-7-117-38332-5

I. R493-62；R395.6-62

中国国家版本馆 CIP 数据核字第 2025BL5841 号

人卫智网	www.ipmph.com	医学教育、学术、考试、健康，购书智慧智能综合服务平台
人卫官网	www.pmph.com	人卫官方资讯发布平台

心理危机干预和心理援助实用手册
基础理论
Xinli Weiji Ganyu he Xinli Yuanzhu Shiyong Shouce
Jichu Lilun

组织编写：国家心理健康和精神卫生防治中心
主　　编：刘正奎　姚宏文
出版发行：人民卫生出版社（中继线 010-59780011）
地　　址：北京市朝阳区潘家园南里 19 号
邮　　编：100021
E - mail：pmph @ pmph.com
购书热线：010-59787592　010-59787584　010-65264830
印　　刷：三河市潮河印业有限公司
经　　销：新华书店
开　　本：787×1092　1/32　印张：5
字　　数：116 千字
版　　次：2025 年 8 月第 1 版
印　　次：2025 年 8 月第 1 次印刷
标准书号：ISBN 978-7-117-38332-5
定　　价：36.00 元

打击盗版举报电话：010-59787491　E-mail：WQ @ pmph.com
质量问题联系电话：010-59787234　E-mail：zhiliang @ pmph.com
数字融合服务电话：4001118166　E-mail：zengzhi @ pmph.com

编　委 (以姓氏汉语拼音为序)

安媛媛　南京师范大学
官锐园　北京大学
蒋　燕　国家心理健康和精神卫生防治中心
林贤浩　福建医科大学
刘　竞　首都医科大学附属北京安定医院
刘肇瑞　北京大学第六医院
刘正奎　中国科学院心理研究所
任志洪　华中师范大学
宋海东　浙江大学医学院附属精神卫生中心
孙宏伟　日照康养职业学院
王　钢　国家心理健康和精神卫生防治中心
王靖伊　国家心理健康和精神卫生防治中心
阳　波　国家心理健康和精神卫生防治中心
姚宏文　国家心理健康和精神卫生防治中心
张继明　北京师范大学
朱丽娜　上海市精神卫生中心

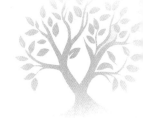

丛书前言

　　在全面建设社会主义现代化国家的新征程中，人民群众的心理健康已成为关乎社会和谐稳定、国家长治久安的重要议题。面对复杂多变的社会环境、突发公共事件的挑战以及个体心理需求的日益多元化，构建科学化、专业化、系统化的心理危机干预和心理援助体系，既是时代赋予的使命，更是国家心理健康和精神卫生防治中心推动社会服务高质量发展的必然要求。为此，我们立足国家战略需求，汇聚行业智慧，精心编纂《心理危机干预和心理援助实用手册》，以期为我国心理健康服务体系建设提供理论支撑与实践指导。

　　心理健康是健康中国战略的核心维度之一，更是提升全民幸福感、维护社会韧性的关键基石。当前，我国正处于社会转型期，公众对心理援助的需求呈现多层次、多领域的特点——从突发公共事件后的心理危机干预，到常态化社会压力下的心理调适；从个体心理问题的精准疏导，到群体心理健康的协同促进，均需要科学理论与成熟经验的支撑。

　　本丛书以推动社会服务创新发展的职责为出发点，系统梳理心理援助领域的理论框架、实践路径与典型案例，旨在整合和完善我国在该领域系统性知识，为构建覆盖全人群、全生命周期的心理健康服务体系提供权威参考。丛书不仅回应了国家政策对心理健康服务的顶层设计需求，更将助力基层工作者提升专业能力，为社会治理现代化注入"心"动能。

　　本丛书共四册，由56位深耕心理援助领域的权威专家联合撰写，凝聚了学术界与实践派的集体智慧，形成了完整的知识体系：《基础理论》立足心理学、社会学、公共卫生学等多学科交叉视角，构建心理援助的核心概念框架与伦理规范，为实践提供科学根基。《组织实践》聚焦政府机构、社会组织、社区网络等多元主体的协同机制，解析资源调配、队伍建设与危机响应模式。《个体干预》针对不同人群的心理特征与需求，提供标准化干预技术、评估工具与典型案例库，强化服务的精准性与有效性。《群体干预》探索群体心理危机干预的组织和管理，着重介绍了校园危机干预和自杀预防，以及突发事件中的具体做法，并配合案例详细讲解。

本丛书突破传统教材的单一叙事，采用"理论阐释 - 操作流程 - 案例讲解"三位一体模式，既涵盖国际前沿理念，更植根中国本土实践，收录了自然灾害、公共卫生事件等突发事件中的心理援助经验，彰显了理论性与实操性的深度融合。

本丛书的推出具有三重核心价值：首次系统整合我国心理援助领域碎片化研究成果，构建具有中国特色的心理援助知识体系，为学科发展指明方向；为政府部门制定心理健康政策、社会组织设计服务方案、一线工作者开展具体干预提供"工具箱"式参考，推动行业服务标准化建设；通过普及心理援助相关的理念与方法，增强公众心理调适能力，助力形成政府主导、社会参与、全民关注的心理健康生态圈。

本丛书可以作为各地开展心理危机干预和心理援助工作的参考教材，以及党政干部、社区工作者、应急救援队伍的培训用书，为心理咨询师、精神科医护人员、学校心理教师等提供技术手册与案例参照，也同样适用于对心理危机干预感兴趣的普通民众、高校学生、教师等群体。

本丛书的编纂得到了 56 位专家学者的倾力支持，他们以严谨的治学精神与深厚的实践积淀，确保了内容的权威性与前瞻性。在此，我们谨代表国家心理健康和精神卫生防治中心向所有参编专家、合作单位致以诚挚谢意。

　　期待《心理危机干预和心理援助实用手册》丛书能成为照亮心理健康服务之路的明灯,助力更多工作者成为"心灵守望者",让科学理性的关怀温暖每一个需要帮助的个体与群体。我们相信,当心理援助的星火汇聚成光,必将为增进人民福祉、促进社会和谐注入持久而深远的力量。

国家心理健康和精神卫生防治中心
2025 年 6 月

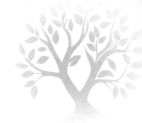

分册前言

　　随着我国社会转型和信息化深入，心理危机已成为影响个体生命质量、社会和谐稳定的重要议题。与传统社会相比，个体与群体面临的心理危机呈现出复杂化、普遍化与隐蔽化等特征。构建科学、系统的心理危机干预和心理援助体系，是健康中国行动的重要内容，是推进社会治理现代化的基本需求，更是践行"生命至上"价值观的必然要求。

　　本册的主要目的是向读者介绍心理危机干预和心理援助相关的基本概念、基本理论与模式、基本工作方法以及对工作人员的基本要求。作为心理危机干预丛书的基础篇，本册内容突出以下几个要点。首先，明晰心理危机干预和心理援助相关概念及其应用场景。在实际工作中，心理危机干预往往有多种表达，名词的混用甚至滥用也很普遍。本册用两章篇幅系统地梳理了心理危机、心理危机干预、心理援助等概念，以及这些概念与心理咨询、心理急救、心理治疗等名词的区别与联系。同时，本册通过对基本理论与模式的介绍与分析，旨在增强读者对基本概念的深入理解与应用。其次，体现心理危机干预和心理援助的多学科性，为实践提供指导。当前，心理危机已突破传统精神病学范畴，演变为生物 - 心理 - 社会 - 文化多重因素的复杂现象。本册试图在基本概念、理论与模型中反映心理危机干预的整合趋势。最后，突出我国心理危机干预和心理援助的理论探索。我国心理危机干预起步相对较晚，在起始就注重其理论探讨与实践并重。2008年"5·12"汶川地震至今，我国更是逐步形成了"以人民为中心"的心理危机干预和心理援助理念，催生了诸多的心理危机应对的新概念、新方法、新技术、新理论与新模式。例如，本系列丛书关键概念"心理援助"反映了在我国文化与社会制度下对突发事件或个体心理危机的应对思路与机制。本册尽可能细致地梳理了心理援助的概念内涵和外延，并展示了其应用价值。

本册的各位编委均为医疗、科研、教育等领域的知名专家，他们不仅在心理危机干预和心理援助领域有着深厚的理论与学术建树，而且长期战斗在临床一线和危机现场。这也确保了本册内容的高度专业性和实践性。在此，要特别感谢每一位编委的辛勤付出，他们的努力让这本书得以顺利完成。

最后，希望本书能够为心理危机干预和心理援助领域的学习者构建起扎实的理论框架，为实践提供有力的指导。由于能力所限，不足之处，敬请读者见谅！

刘正奎

2025 年 6 月

目　录

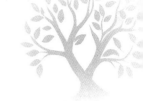

第一章　认识心理危机

在日常生活中，遭遇心理危机并非罕见的事。只是大部分的心理危机持续时间短暂，可以被我们快速应对、解除，不至于冲击到我们的生活。但是了解什么是心理危机，是每个人都必须具备的心理健康知识。

第一节　认识危机与心理危机

一、危机与心理危机的定义

危机（crisis）是个体或者群体遭遇通过自身和利用外部资源不能解决的重大困难时候的境况。这种境况具有突发性、危险性和紧迫性。突发性表现为重大困难的突然出现，在当事人意料之外；当事人觉得，如果重大困难不能尽早解决就会出现灾难性的结果，这就是危机的紧迫性和危险性。可见，危机特别强调"正处于危险"的状态，即严重后果还未出现，但是有可能即将出现的境况。《辞海》将危机解释为"潜伏的祸机"，就是这个意思。但是，危机如果能够及时被解除，不仅不会发生严重的不良后果，还会让我们积累应对新的重大困难的经验，从而产生新的转机，使事情峰回路转。这就是所谓的"危（险）中有机（会）"。

在日常生活中，常见的危机包括政治危机、经济危机、社会危机、生产危机等。

心理危机（psychological crisis）是出现在心理过程中的

危机状态。如果这个心理状态不能被及时、良好地处置将可能导致严重心理、生理甚至社会功能损害。1991 年 Punukollu 给心理危机下了这样的定义：心理危机是个体运用寻常应对方式不能处理所遇到的内外应激时所产生的一种心理反应状态。依据这个概念，可以将心理危机的产生过程分解为三个阶段。

第一阶段：个体面临心理危机事件时，内心失去平衡。在焦虑情绪的激发下，个体首先使用惯用的应对策略[即习惯应对（habitual coping）]进行应对。但是当事人很快发现这个应对没有效果。

第二阶段：在习惯应对无效后，当事人的焦虑情绪陡然加剧，并换用曾经使用过的，或者能采用的全新的应对方法[即特殊应对（special coping）]应对。

第三阶段：在特殊应对继续无效之后，当事人一边继续重复无效应对，一边陷入强烈的焦虑甚至惊恐状态。这个阶段就是心理危机状态（图 1-1）。事实上，在当事人直面不能通过习惯应对与特殊应对解决的心理危机事件时，还有一种策略可以采用，即放弃应对、接受客观结果。因此，心理危机状态只是当事人面对自己无法有效应对的心理境况时候的状态之一。

可见，个体在面对心理危机事件之后要产生心理危机状态就必须具备两个心理要素：一是当事人无法通过习惯应对与特殊应对解决心理危机事件，二是即使确定自己无法应对却仍然不放弃应对。所以，从另一个视角看，心理危机状态是当事人在"过高评估自己应对能力"基础上"力不从心"的、无效努力的行为结局。导致当事人"过高评价自己"，并持续进行无效应对的原因是，当事人面临危机事件的巨大冲击后，心理结构被解构，或者无意识启动"逃跑"心理机制的结果。

此时的当事人处于意识清晰度下降或者意识范围狭窄状态，无法正确判断危机事件的真实性和 / 或无法正确评价自己的应对能力。

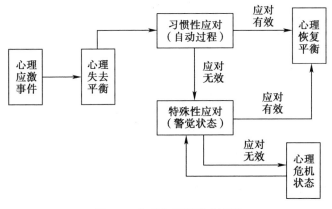

图 1-1　心理危机的形成过程

二、心理危机事件特点

引发个体或者群体心理危机状态的事件称为心理危机事件（psychological crisis events）。并非所有的事件都可以引发当事人心理危机状态；心理危机状态也并非都是由严重的心理事件引发的。不同的个体或者群体可以对同一心理事件赋予完全不同的心理意义、给予明显不同的严重性判断。即便如此，能够引发心理危机状态的心理事件还是具有其鲜明的特点。

（一）不可预期性

能够引发个体心理危机状态的事件都是当事人"没想到"的意外事件。当事人缺少机会去研究新的应对措施，没有机会进行心理建设以放弃过高的应对目标。即使是预期性心理危机事件，在当事人"预期到"之前也属于"不可预期"的。

（二）灾难性

心理危机事件经常很严重，一旦发生可能导致个体现实的物质利益的巨大损失、身体健康的巨大损害甚至危及生命。

（三）决定性

除了导致现实物质利益的巨大损失，心理危机事件更重要的特性是心理利益的严重丧失。心理危机事件虽然有时候造成的当事人现实层面的损失微乎其微，但却让其"颜面尽失"；相反地，有时候可能导致生命丧失的事件也不会引发当事人的心理危机状态，如革命先驱夏明翰为了自由而不得不放弃生命与爱情的时候依然可以泰然自若。可见，一个心理事件是否成为心理危机事件的关键，是这个事件在当事人心里是否具有压倒性、决定性的负性意义。

（四）无助性

心理危机事件的无助性是当事人对消除事件及其不良后果的无能感。这个无能感并非就是当事人的现实能力的反映，也可能是当事人当时过高要求自己、过度评估困难、无视或者排斥环境资源的结局。

（五）不公平性

一般人对自己终究要死亡的"预期重大事件"不产生心理危机状态，因为这对所有生命都是一视同仁的。只有个体觉得灾难不应该发生在自己身上的时候才有可能引发心理危机状态。因为这时候的个体不接受灾难与灾难结果，不放弃避免无法避免的灾难。不公平性可体现为当事人对心理危机事件的"别人都没有，我就不能有"和"别人有没有与我无关，反正我就是不能有"两种心态。

每个心理危机事件都具有以上五个特性，但是每个特性展示的比例各自不同。

三、心理危机事件类型

按照引发心理危机的事件原因、事件性质与个体对事件的反应，心理危机事件可作如下分类。

（一）按照发生时期与表现分类

1. 发展性危机事件（developmental crisis event）　此类事件发生在个体生理、心理和社会发展的某个特殊阶段，如出生过程、青春期、更年期，入学、升学、转学，入职、升职、退休等。

2. 境遇性危机事件（situational crisis event）　此类事件在日常生活场景中发生，具有明显的突发性和灾难性，如自然灾害、生态平衡严重失调、暴力、绑架、强奸、重大疾病、死亡等。境遇性危机是最常见的需要心理危机干预和心理援助介入的突发事件（表1-1）。

3. 存在性危机事件（existential crisis event）　存在性危机事件的核心并非事件本身，而在于当事人对事件的价值判断，是当事人否认自己原本认为具有重大意义的人或事以后引发的无意义体验。例如，一个人发现理想与现实的强烈差距后产生的极度无价值感。

（二）按照原因分类

1. 自然灾害类　包括台风、龙卷风、地震、海啸、火山爆发等不可抗拒的自然灾害。

2. 人为灾难类　例如，战争、重大事故、人身重大伤害、恐吓等。这些事件都是人为事件，在某种程度上说都是可以避免的。由于人为祸害事件更容易让当事人体验到强烈的不公平感觉，所以相对于自然灾害，人为祸害事件更容易引发当事人心理危机。

不论是自然灾害还是人为灾难，心理危机事件波及者除了直接受害的当事人，还有可能是受害者的亲属等利益相关者，还有事件目击者和参与灾难救援的现场体验者，甚至是从不同渠道获得灾难信息的间接暴露群体。

表1-1 常见的境遇性心理危机事件

	性质	类型	示例
直接	自然灾害	自然灾害	台风、飓风、龙卷风、地震、洪水、海啸、火山爆发
	人为事件	重大事故	火灾、重大工业事故
		犯罪事件	身体攻击、射伤、刺伤、被抢劫、被威胁
		军事事件	战争
		性侵害	被强奸或强奸未遂、乱伦、儿童的性侵害等
		身体伤害	被殴打、烧伤、监禁、受饥饿
		心理伤害	强烈的冷暴力、忽视
		人质、禁锢、拷问	被绑架、受恐怖袭击、被拷问、战俘、被监禁、在难民营或集中营生活
		慢性事件	持续存在、无法消除、伴随负性情绪的事件
间接	目击创伤事件		
	预期创伤事件		

四、心理危机的基本机制

心理危机状态是个体对心理危机事件刺激做出的生理、

心理行为综合反应。这些反应大多在个体意识调控范围之外，是不自主的反应。它遵循"冻结 - 逃跑 - 战斗"程序模式。"冻结 - 逃跑 - 战斗"是动物进化过程中形成的，动物与人类共有的原始应激反应机制。

个体在强烈应激刺激下，首先启动的是冻结反应。冻结反应让心理暂时停止运作以防止心理崩溃与人格解体。大多数心理危机事件只能引发个体非常短暂甚至无法觉察的冻结反应，极少出现长时间的完全冻结状态。即，冻结反应可表现为程度、范围与时间三个维度的变化。当事人因为受危机事件刺激可产生一部分心理过程"冻结"，而另一些心理过程依然不冻结；有的心理过程冻结严重，有的冻结程度轻微；有的被冻结的心理过程已经解冻，有的还处在冻结状态。这样就形成心理危机后不同程度的反应性木僵状态。

个体通过冻结反应期后，心理系统恢复运转。紧接着的反应就是"逃跑"，尽快启动行为反应快速离开危机事件情境，保护自身安全。为此个体必须维持高度的焦虑状态，严阵以待。如果个体能够顺利逃离危机情境，心理危机状态就逐渐解除，否则就有两种发展路径：一种是进入"战斗"状态，希望通过"背水一战"消灭危机事件；另一种是判断战斗将是无效或者失败结局后，个体进入身心解离状态。解离既是一种心理逃跑状态，也是强力应激冲击后的部分人格解体状态。战斗状态表现为心理危机的反应性兴奋状态，解离的核心表现被称为反应性朦胧状态。

以上三种心理危机的心理过程与表现，不论是性质还是程度都被人认为是"可理解"的常型范围，属于个体正常的心理反应。只有心理表现严重程度明显超出正常范围、性质发生显著变异，个体的心理危机状态才被认定为异常状态，即反应性精神病状态［在国际疾病分类第十一次修订本

（ICD-11）系统中被包含在急性应激反应条目之内]。

　　另外，从深层心理学角度看，心理危机状态是个体面临重大内心需求丧失时候的强烈焦虑、恐惧状态。无论是意识层面表现为反应性兴奋、反应性精神病的精神运动性兴奋，还是表现为反应性木僵或反应性朦胧的精神运动性抑制，潜意识都压抑着剧烈的焦虑。这种焦虑可能呈现为焦虑、抑郁等心境状态，也可能转化为功能性躯体症状。

五、心理危机发生的内外部因素

　　一个事件是否成为创伤性事件，不仅取决于事件本身特征，还与事件承担者当时的心理状态与心理特征有关。有时候"很不起眼的事件"发生在某个人身上也会引发心理危机状态，因为这个人将这个对他人来说很不起眼的事件赋予了压倒性的重大负性意义。可见，作为外部刺激的心理危机事件要引发个体心理危机状态还需要个体具备相应的内部条件。

（一）性格特点

　　具有内向和不稳定性等性格特点的当事人更容易发生心理危机。这种性格的个体一方面过于内向，不善于对外表达情绪、沟通想法、寻求支持；另一方面他们又对事件反应极度敏感，思维容易极端、情绪波动剧烈；这种性格的当事人应对心理危机事件的经验往往不足、缺乏创新应对能力。相较习惯于问题解决应对的个体，习惯于情绪应对的个体更容易产生心理危机状态，因为他们在面临危机事件时优先采用焦虑、恐惧等情绪反应，而不是优先解决面临的问题。

（二）社会支持不足

　　社会支持不足和社会支持利用率低下的个体容易发生心理危机状态。在当事人使用习惯应对和特殊应对都无效以后，若环境资源不能给予及时有效的物质补充和精神支持，则会让当事人面临心理危机境地。另外,不善于利用社会支持者,即使后援资源丰富,也同样想不起来或者不会有效利用外部资源提升自己的应对成效,容易陷入心理危机状态。

(三)身心状态不良

正处于焦虑、抑郁等心境状态的个体容易产生心理危机。身体重大疾病不仅是危机事件本身,也是产生心理危机的重要背景。慢性疾病、消耗性疾病患者由于身心状态都不良更易引发心理危机的危险状态。

因此,是否产生心理危机与当事人当时面临的内外-身心环境都有紧密关系。

(林贤浩)

参考文献

BRANDON S.Recent advances in crisis intervention[M].Hudders field: International institute of crisis intervention and community psychiatry publications,1991:25-36.

第二节　心理危机的表现类型与结局

不同事件引发的心理危机反应因其原因、机制、表现和预后的不同可以被分为不同的类型。

一、从心理危机状态的表现分类

从以上心理危机的心理机制可知,心理危机状态主要包括反应性木僵状态、反应性兴奋状态、反应性朦胧状态,以及反应性精神病。

(一)反应性木僵状态

以"木僵"为主要特征。个体因为意志性动作行为减少而发呆,表现为长时间保持同一表情、姿势(甚至是不舒服姿势);当事人可不吃、不喝、不说话。处于木僵状态的个体一般意识清晰,对内外的感知觉、记忆、思维保持正常状态,因此对木僵期间发生的事情事后可以回忆。木僵个体还表现为肌张力增高、关节僵硬等生理特征。

典型的木僵状态在反应性木僵个体中比较少见,大部分表现为不典型的各种心理维度、严重程度和持续时长均不同的亚木僵状态。

(二)反应性兴奋状态

反应性兴奋状态是个体面对危机情境时,潜意识地全面调动身心资源,以便逃离危机情景或者消除危机情景的身心反应状态。这种状态以焦虑、恐惧等高度警觉状态和愤怒、易激惹、兴奋躁动、攻击性行为为特征。

当事人一般意识清晰,但意识与注意范围狭窄,对危机相关的信息特别关注而忽略其他事物;对与危机相关的事物感知觉敏锐、记忆增强;对与危机相关的事物联想活跃,可能将平时不觉得相关的事物与危机情景相连。

当事人还可出现面红耳赤或者面色苍白、心跳加快、血压上升、口干咽燥、失眠、头昏头疼、消瘦等生理症状。

(三)反应性朦胧状态

以意识朦胧为主要特征,表现为意识清晰度下降,但是意识内容与性质未发生改变。反应性朦胧状态的注意整体更倾向于心理内在,但指向性和集中性都减弱,对周围和自身的状况都不关注,注意无所附着、散漫漂浮,表现为"半梦半醒""失魂落魄"的梦样状态。

在认知方面,反应性朦胧状态个体经常对周围现实"视而不见",经常碰撞事物、动作失误;记忆减退、丢三落四,事后可能无法回忆。当事人无法正常思考问题,并可能动作笨拙、行为减少而且无目的、动作缓慢、不连贯。

在情绪层面，当事人情感淡漠、情绪不稳定，也表现为触觉、痛觉等感觉减退、睡眠障碍等。

（四）反应性精神病

反应性精神病是以上 3 种心理危机状态的"变型"状态，主要呈现为与心理危机事件的程度与性质明显不匹配的心理行为，导致当事人心理功能严重损坏。

首先是病理性木僵状态，表现为严重而持久的木僵，不动、不吃、不喝、大小便"失禁"等。反应性兴奋状态变形为感知觉过敏、记忆增强、注意障碍，甚至出现幻觉、妄想等精神病性症状。反应性朦胧状态加重后表现为意识内容改变，出现谵妄（意识清晰度下降、幻觉、兴奋等）甚至晕厥。

心理危机状态表现为木僵、朦胧等精神运动性抑制和焦虑、幻觉妄想等精神运动性兴奋两个方向。兴奋状态是个体应对危机事件的积极、直接反应，朦胧状态是消极的逃跑反应，而反应性精神病是个体无效、失败适应的病理性结局。但是无论哪一种反应状态，当事人内在的强烈焦虑都是心理反应进程的根本动力。

另外，以上心理危机表现在程度上可轻可重，在性质上可正常可异常，在持续时间上可长可短；在不同个体或者人群中，心理危机状态表现为以上症状的各种各样不同组合。因此，心理危机也是一个相对概念。

二、心理危机的结局

人的一生要经历无数次的心理危机。这些危机既可以成为人们心理发展的动力，也可以损害身心功能，导致心理问题甚至精神障碍。心理危机事件的不同及遭遇心理危机事件个体的不同，都可能导致不同的结局。

第一种结局：顺利渡过危机，并获得成长。这是心理危机最理想的结局。绝大部分的心理危机是短暂的，通过个体的自然心理过程可以完全修复。从心理危机状态重新获得心理平衡的个体，都可以从心理危机发展和解决过程中获得应对心理事件的新经验，提升个体应对应激事件的能力。

第二种结局：渡过危机，但留下心理创伤。这是心理危机不完全修复状态的延续，残留亚临床状态的结局。这种结局表现为不同程度的心理功能损害，如长期对与危机事件相关的人、事、物或者情景过度敏感，容易引发焦虑、恐惧、抑郁、无助等不良情绪；或者无意识忽视与危机事件相关的人和事物，局部损害个体适应环境的能力。处于这个结局的个体，心理功能损害相对轻微、范围局限，临床表现未达到临床诊断标准。

第三种结局：陷入精神障碍。心理危机没能很好化解，演化为不同严重程度和性质的精神障碍，主要包括创伤后应激障碍（PTSD）和适应障碍。前者表现为闪回、多梦、焦虑、恐惧等警觉症状，以及麻木、遗忘、躯体化等压抑症状。后者主要表现为各种各样紧张焦虑、抑郁自卑等环境适应不良症状。

心理危机状态还经常诱发神经症、精神分裂症等精神障碍或使其复发。心理危机状态长期不完全修复还可能引起个体人格改变。

第四种结局：自杀。自杀是心理危机的最严重结局，它是个体对心理危机反应的"终极逃跑"方式。当事人为了完全消除心理危机事件的不良影响，采取了结自己生命的极端手段。虽然自杀可以终止危机事件带来的苦痛，但是这种方式显而易见是对心理危机事件的过度、以偏概全的反应。因为个体正处于心理危机状态就意味着心理危机事件并不危及生命，自杀或许可以消除心理苦痛，却是低效率的、负效率的

"因噎废食"观念与行为。

"顺利渡过危机,并获得成长"是绝大部分心理危机的结局,因此心理危机是我们心理成长的重要触发点。少部分渡过危机,但还留下心理创伤的当事人需要更长时间来修复或者通过哀伤辅导来消除残留症状以完全恢复心理功能。极少数因为经历心理危机而发生精神障碍的当事人需要通过系统的心理和生物治疗才能完全修复。

（林贤浩）

第三节　危机事件后心理健康问题

大多数个体在面对危机事件时通常能够做到较好地应对,但也有相当一部分人会出现心理危机状态,小部分个体甚至可能出现较严重的精神障碍。突发性危机的威胁性、不确定性和紧迫性是人们产生心理应激的应激源。应激是个体对环境威胁和挑战的一种适应过程,其结果可以是适应或不适应的,应激反应也是多种多样的。本节将介绍危机事件后可能会出现的一系列心理应激反应和心理健康问题。

一、心理应激反应的阶段性表现

人们对危机的心理反应通常经历几个不同的阶段:第一阶段为冲击期（impact）或休克期（shock）,往往在突发事件发生后的数小时内,这个阶段个体主要表现为焦虑、惊恐、眩晕和不知所措,少数人可能出现意识不清。第二阶段为危机期（crisis）或防御退缩期（defensive retreat）,冲击期的表现可能会延续,个体由于无法解决面对的困境,可能表现为退缩、否认问题的存在、合理化或不适当投射。第三阶段为解决期（resolution）或适应期（adaptation）,此时人们会采取各种措施努力恢复心理上的平衡，正视现实、接受现实，焦虑和情绪紊乱得到控制，自我评价上升，受到损害的认知功能及社会功能渐渐恢复。第四阶段为危机后期（postcrisis），多数人在心理和行为上变得较为成熟，应对应激源的技能得到提高，但也有少数人可能出现人格改变或表现出敌意、抑郁，可能出现酒精或药物滥用、进食障碍，以及神经症、其他精神障碍和慢性躯体不适等问题。

一些国外学者则将个体面对灾难的反应分为 4 个不同的阶段：第一阶段是灾后的直接阶段，普遍表现为恐惧、疑惑、麻木等强烈的情绪，这些情绪反应可以理解为是对"异常事件的常态反应"。第二阶段一般会自灾后的 1 周持续至灾后数月，这一时期往往是个体在社会各界的援助下开始清除和重建的过程。在这一阶段可能会反复出现否定与闯入性的症状，人们有时会因头痛、疲乏和恶心等症状求助内科医生，焦虑、易怒、社交退缩也经常出现。第三阶段个体往往更关注自身的利益，这一时期的特点是当援助和重建达不到其预想的目标时，可能会产生埋怨、失望的情绪，一般会持续 1 年。最后的第四阶段，重建将持续数年的时间。在此阶段，灾难幸存者最开始的身心症状往往渐渐恢复，并逐渐重新投入他们的生活、家庭和工作。

鉴于以上理论，有些学者依时间先后将心理应激反应概括为急性心因性反应、延迟心因性反应、持久心因性反应 3 个阶段。急性心因性反应可在遭受刺激后数分钟或数小时内出现，主要表现为意识障碍、强烈的情绪变化，还可能出现创伤后遗忘，常回忆不起灾难发生后一段时间内所经历的事件。延迟心因性反应从遭受创伤到出现明显反应一般有几周至几个月的潜伏期，主要表现有：反复重现创伤性体验；反复重现创伤性内容的噩梦，控制不住回想受打击的经历，可能会反复发生错觉和幻觉；持续的警觉性增高，难以入睡或易惊醒，激惹性增高；遇到与创伤事件有关的场合和事件会产生如心跳加快、出汗、脸色苍白等生理反应。这个阶段常伴发焦虑和抑郁或有人格改变，少数人会产生自杀企图，一小部分人的延迟心因性反应的发生时间可长达多年。持久心因性反应以与创伤有关的妄想为主，例如灾难幸存者可能会产生自己活着是一种罪过的罪恶妄想观念。

二、心理应激的具体表现

异常的情绪反应往往是突发性危机引起的心理应激反应中较易察觉到的。惊恐、焦虑一般是出现最早且持续较久的情绪反应，同时常伴有交感神经兴奋和警觉性增高等生理和行为表现，如同"惊弓之鸟"，很小的刺激就会产生强烈反应。许多当事人灾后还常会出现情感暴发，无法正常控制和调节自己的情绪，表现为难以平静、号啕大哭、异常兴奋、怒吼、话多、尖叫等，部分人则表现为淡漠、麻木、木讷。此外，还会出现害怕、愤怒、抑郁、紧张、绝望、无助、自责、内疚、疑心、孤独等情绪反应。

同时，心理危机事件可能会导致个体在生理上出现睡眠障碍、食欲改变、胃肠功能紊乱、疲劳、头痛等应激后反应，部分人在危机事件后还可能出现恐慌发作，一般表现为突发的强烈恐惧和焦虑，同时会伴随心悸、出汗、胸闷等生理症状。在特别重大的创伤事件后，不少灾民可能出现如意识状态改变等严重急性应激反应，提示急性应激对高级认知功能造成了损害，比如"5·12"汶川地震后出现意识障碍的灾民大部分都有在废墟中长时间停留或离开废墟后长时间得不到亲人消息的经历。部分灾难前无躯体和精神疾病史的灾民在创伤性事件后会出现急性应激相关的精神症状，如地震后数天出现了清晰的视幻觉,幻觉内容与地震的情景有关。

此外,许多急性应激者还会出现注意力不集中、语言抑制、记忆力下降但对经历过的创伤性记忆反复闪回、丧失安全感等认知上的改变,急性期后还可能长期存在以下认知改变的表现:自我价值感下降,时常习惯性自我否定、自我怀疑;负性思维,心理危机事件可能导致个体悲观厌世,出现负性认知方式;罪恶感,恨自己没有能力救出家人,希望遭遇伤害的人是自己而不是亲人,因为比别人幸运而感到罪恶。

危机事件后的应激性行为改变有多种表现,可能出现易怒易激惹、冲动性和攻击性行为增加、时常哭泣、自我伤害甚至自杀、物质滥用、社交退缩等。对创伤性场景的明显回避是典型的应激性行为改变,严重者可能会损害其社会功能。行为的退行、幼稚行为也是较常见的反应,一般在儿童身上尤为突出。突发性公共卫生事件的发生容易导致强迫心理和疑病心理。如严重急性呼吸综合征(SARS)和新型冠状病毒感染流行时一些人会反复洗手、测体温、打扫卫生等,这是强迫心理的体现;少数人还会出现疑病心理,比如无根据地怀疑自己已染上疾病且坚信不疑。除此之外,在突发事件面前人们心理的自主性下降,更容易相信各种小道消息和流言,这种盲从心理是一种比较严重的社会群体心理应激,反映到群体行为上主要表现为从众盲动和某些极端行为,比如新型冠状病毒感染暴发初期发生的药品抢购风潮;危机时的恐惧、焦虑、抑郁、疑病等应激反应还可能导致心理素质差或无知的人产生如自毁或毁人的极端行为,这些都可能造成社会秩序的混乱。

危机一般有自限性,急性期通常在6周左右,应激的结果可能是适应良好,也可能是适应不良,其中有相当一部分人的心理状态并未完成很好的修复和重建,但也尚未满足心理障碍的诊断标准,在危机事件后的很长时间内都处在这种心理亚健康状态中,往往会表现为焦虑抑郁情绪、睡眠障碍、社交回避等,若在此阶段未得到有效的支持、疏导和干预,则可能会转变为严重的心理障碍,对危机当事人的社会功能造成损害。

三、危机事件后的精神障碍

由于危机事件的严重程度和每个人针对危机的应对方法和资源的不同,后果也不同。如果应激持续时间过长、强度过大,将会对人的心理健康构成威胁,导致严重的心理痛苦和精神障碍。可能出现的心理障碍包括急性应激障碍、创伤后应激障碍(post-traumatic stress disorder,PTSD)、重度抑郁、物质使用障碍、广泛性焦虑障碍等。

其中,PTSD 是个体遭遇异常强烈的创伤性精神应激事件(如战争、严重意外事故、地震、被强暴、被绑架等)后较迟出现的一类应激相关障碍,其核心症状主要表现为反复闯入意识或梦境中的创伤性体验,显著或严重的焦虑状态以及对创伤事件相关联的任何刺激的回避。由于灾害类型、暴露程度和测量方法等因素的差异,各研究报道的 PTSD 发生率差异较大,Madakasira 和 O' Brien 率先开始对自然灾害后 PTSD 进行研究,他们报道龙卷风受灾者中 PTSD 的发生率为 59%,此后报道几类不同灾害后 PTSD 的发生率均超过 30%,如 Armenia 地震和 Andrew 飓风。我国张北地震受灾人群 3 个月和 9 个月时 PTSD 的发生率分别为 18.8% 和 24.4%,还曾有报道受伤的火灾幸存者 PTSD 的发生率高达 100%。美国的一项研究表明社区中有 36.7%~81.3% 的人有过暴露于创伤性事件的经历,足以说明 PTSD 是创伤性事件后最常见和突出的精神病理问题。

　　危机事件后的个体抑郁、广泛性焦虑障碍、物质使用障碍等疾病的发生率比 PTSD 少，但比普通人群高很多。例如，在"9·11"事件之后的 1 个月几乎每 10 名纽约成年人中就有 1 名具有重度抑郁的症状；"9·11"事件发生后纽约人的酒精、香烟和大麻使用率均增高，以酒精使用率增高最为显著。值得一提的是上述讨论的心理障碍很少单独存在，灾后的 PTSD 往往会伴有抑郁、焦虑及物质滥用的症状。研究表明俄克拉何马城爆炸案和"9·11"事件后所有符合 PTSD 诊断的幸存者中超过半数同时也满足重度抑郁的诊断。

　　综合以上几个方面来看，危机事件导致的心理问题可能给个人或群体带来深远的负面影响。对个人而言，轻则短期内危害个人健康，重则出现迁延难愈的精神损害；对社会而言，可能引发大范围的社会秩序混乱，冲击和妨碍正常的社会生活。因此，及时且恰当的心理危机干预和心理援助非常重要。危机干预能够为处于危机中的个人和群体提供适当的建议，缓解其身心痛苦，帮助其应对现实困境，从而积极预防、及时控制和减缓心理危机导致的个人和社会危害，促进心理健康重建，帮助当事人适应新的生活模式，预防严重心理行为问题的发生，保障公众身心健康，维护社会和谐稳定。

（刘肇瑞　阳　波）

参考文献

[1] COHEN R，CULP C，GENSER S.Human problems in major disasters：a training curriculum for emergency medical personnel［M］. Washington DC：US Government Printing Office，1987.

[2] 李权超，王应立．军人心理应激反应与心理危机干预［J］.临床心身疾病杂志，2006，12（2）：136-138.

[3] 李静，杨彦春．灾后本土化心理干预指南［M］.北京：人民卫生出版

社, 2012.

[4] 胡凯. 突发性危机引起的心理问题及应对[J]. 医学与哲学, 2004, 25 (3): 49-51.

[5] 樊富珉."非典"危机反应与危机心理干预[J]. 清华大学学报(哲学社会科学版), 2003, 18 (4): 32-37.

[6] 汪向东, 姜经纬. 创伤后应激障碍的流行病学特点及危险因素[J]. 中华流行病学杂志, 2002, 23 (5): 334-337.

[7] GOLDMANN E, GALEA S.Mental health consequences of disasters [J].Annu Rev Public Health, 2014, 35: 169-183.

练习与思考

1. 心理危机是如何发生发展的?

2. 请讨论,心理问题的严重性和紧迫度到何种程度才能被称为危机状态?

3. 危机事件发生后,当事人的心理应激反应通常会经历什么样的变化?

4. 危机事件后常见的心理障碍是什么? 心理障碍和心理应激反应的异同点是什么?

第二章 心理危机干预和心理援助

第一节 心理危机干预的概念与内容

一、心理危机干预的概念

心理危机干预研究最早源于林德曼（Erich Lindeman），经卡普兰（Gerald Caplan）等人的工作得到了补充与发展。1942年在波士顿椰子园音乐厅的一场大火夺去了将近 500 条生命，作为精神病学家的林德曼参与了对 101 位伤者以及相关亲属的心理评估和治疗。林德曼观察到这些幸存者所体验到的极度悲伤是对悲惨事件的普遍反应。他同时指出这样的反应是一种明显的症候群，这种症候群可能在最后会转化为严重的心理病症，但症候群本身并不是病态的，而是试图掌控困难情景的一种惯常挣扎。更重要的是，对当事人提供的及时帮助，比如让当事人发泄情绪、正视现实等能显著地降低其最终转化成心理病症的可能性。卡普兰从 1954 年开始对心理危机进行系统研究，并于 1964 年进一步阐述了危机干预的理论和技术。目前，心理危机干预已广泛地运用于个体危机的处理、自杀的预防，以及重大灾难及突发公共事件的国家心理卫生服务等领域中。

危机干预（crisis intervention）又称"危机管理""危机调停"或"危机介入"等，卡普兰将其定义为给处于危机中的个体或群体提供有效帮助和心理支持的一种技术，干预人员通过调动他们自身的潜能来帮助他们重新建立或恢复到危机前的心理平衡状态，获得新的技能，以预防心理危机的发生。社会工作者帕瑞德（Howard Parad）认为，危机干预就是在混乱不安的时期，一种积极主动的影响心理社会运作的历程，以减缓具有破坏性的压力事件所带来的直接冲击，并协助受到危机直接影响的人们，激活其外显的与潜伏的心理能力及社会资源（而且通常是社会环境中的重要人物），以便使他们能恰当地应对压力事件所造成的结果。Everly 等人提出危机干预是指向受灾人员提供紧急心理照料，以帮助那些受灾人员恢复适应水平，防止或减轻心理创伤潜在的负面影响。

也有一些学者将心理危机干预归类于广义的心理咨询与治疗范畴，认为危机干预主要针对心理适应陷于危机状态者，对其给予适时救援，并视情况轻重转介有关的机构接受治疗。我国《心理学大辞典》中就将心理危机干预描述为心理治疗措施的一种。20 世纪 90 年代初，翟书涛教授把国外危机干预成果引入我国，同时在南京成立了国内第一所心理危机干预中心，开创了我国危机干预工作的先河。他认为危机干预是对处于困境或遭受了重大创伤的个体给予适当的关怀和社会性支持的一种相对简短的心理治疗，是促使个体恢复心理平衡的过程。此后，国内研究者们围绕该角度进一步丰富了心理危机干预的概念。例如，张华威等人提出，在个体遭遇危机事件表现出急性应激障碍等心理危机状态时，及时提供心理咨询、心理评估等服务，帮助当事人走出心理困境的过程即为心理危机干预。徐中收将其诠释为运用心理学、心理咨询学、心理健康教育学等方面的理论与技术对处于心理危机状态的个人或人群进行有目的、有计划、全方位的心理指导、心理辅导或心理咨询，以帮助其平衡已严重失衡的心理状态，调节其冲突性的行为，降低、减轻或消除可能出现的对人和社会的危害。孙宏伟等人将心理危机干预概括为在短程心理治疗基础上发展起来的心理干预方法,它以解决问题为目标,通过给予当事人关怀、支持和援助,使之恢复心理平衡,安全渡过危机,并不涉及对心理危机当事人的人格矫正。

学术界对于心理危机干预的定义、概念尚未统一,但综合来看,心理危机干预是指为遭受痛苦并可能需要支持的人提供即时的人道救助。它是一种心理急救服务,通过一系列专业的技术和方法,帮助个体或群体应对由人际关系破裂、亲人离世、疾病发作、天灾人祸等突发事件引发的重大压力、创伤和心理失衡。这一过程旨在重新建立个体或群体的心理平衡,提升其应对危机和压力的能力,减少心理危机状态转化为心理疾病(例如,创伤后应激障碍)的风险。因其预防性,心理危机干预通常在个体或群体危机发生后即时介入,紧急处理焦虑、恐慌、抑郁、退缩等身心应激反应,以避免慢性心理问题的发生和发展,是一种短期的应急措施。

二、心理危机干预的对象

面对危机时,个体的反应类型可能有三种:第一种是最理想的状态,指当事人自己能够有效应对危机,从中获得经验和成长,危机过后产生积极变化,内心变得更为强大,富有同理心;第二种类型是当事人虽然能暂时渡过危机,但只是将不良的后果排除在自己的认知范围之外,由于没有真正解决问题,在未来的生活中,危机的不良影响还会不时地表现出来,影响当事人身心健康;第三种类型是当事人在危机出现时就心理崩溃了,若不提供即刻的、强有力的援助,就不可能恢复。其中,第二种和第三种类型的当事人都是心理危机干预的工作对象。

具体来说,心理危机干预对象主要有以下几种:①遭遇突发事件而出现心理或行为异常的个体,如家庭发生重大变故、遭遇性危机、受到自然或社会意外刺激；②学习、生活、工作压力过大，出现心理或行为异常的个体；③感情（恋爱、婚姻、家庭）受挫或人际关系失调后出现心理或行为异常的个体；④性格过于内向、孤僻、缺乏支持的个体；⑤严重环境适应不良导致心理或行为异常的个体；⑥家境贫困、经济负担重、深感自卑的个体；⑦身体出现严重疾病，治疗周期长，饱受病痛的个体；⑧患有严重精神疾病（如抑郁障碍、焦虑及恐惧相关障碍、强迫症、分离性障碍、精神分裂症、分裂情感性障碍等）且出现心理或行为异常的个体；⑨因身边他人出现危机状况（如突遭意外事故、自杀、他杀等）而受到影响，产生恐慌、担心、焦虑、困扰的个体。

在灾害等各类突发公共事件期间，需要提供心理危机干预的人群范围更加广泛。既包括在突发事件中遭受身体和心理创伤的亲历者（含家属、目击者、幸存者等），又包括与亲历者有密切接触的一线医护人员、应急服务人员、组织管理者、志愿者等。例如，2008年"5·12"汶川地震时，心理危机干预对象大致分为五级。第一级人群：直接卷入地震灾难的人员，如死难者家属、重伤者及重伤者家属；第二级人群：与第一级人群有密切联系的个人和家属、现场救护人员（消防、武警官兵、"120"救护人员、其他救护人员）以及地震灾难幸存者；第三级人群：从事救援或搜寻的非现场工作人员（后援）、帮助进行灾后重建或康复工作的人员或志愿者；第四级人群：灾区以外的社区成员、向受灾者提供物资与援助并对灾难救援可能负有一定责任的组织；第五级人群：邻近灾难场景时心理失控的个体，易感性高，可能表现心理病态的征象。2020年新型冠状病毒感染（COVID-19）疫情期间，心理危机干预目标人群分为四级。第一级人群包括确诊患者（住院治疗的重症及以上患者）、疫情防控一线医护人员、疾控人员和管理人员等；第二级人群为居家隔离的轻症患者（密切接触者、疑似患者），到医院就诊的发热患者；第三级人群是与第一级、第二级人群有关的人，如家属、同事、朋友，参加疫情应对的后方救援者，如现场指挥、组织管理人员、志愿者等；第四级人群为受疫情防控措施影响的疫区相关人群、易感人群、普通公众。干预重点从第一级人群开始，逐步扩展，一般性宣传教育广泛覆盖四级人群。

三、心理危机干预的基本内容

Myer 等人对来自心理学研究、临床咨询、医学以及社会工作领域的 10 个代表性模型进行了内容分析，将多样的心理危机干预过程、环节或措施拆解、归纳为 3 个连续任务和 4 个焦点任务，这些任务就是心理危机干预的主要成分。

1. 连续任务 评估、保障安全和提供支持，被视为心理危机干预的基础性任务，它们在实施时无特定顺序，在心理危机干预的过程中需要持续不断或者多次反复进行，且时间不固定。

（1）评估：在条件允许的情况下应当尽可能地对危机当事人的认知、情感和行为反应进行较为全面的评估。无论评估内容和结果如何，干预人员需要在心理危机干预过程中不定期地或反复多次进行评估，为引导干预过程、制订具体计划做准备，满足情境变化的需要。

（2）保障安全：是贯穿于心理危机干预全过程的一个重要任务。在最初的紧急心理援助中，保障安全是指尽可能降低危机事件对危机当事人的生命威胁。随着心理危机干预的发展，保障安全不仅是指确保自杀或他杀事件中相关人员的生命安全，还包括在多种危机事件中不让危机当事人独处，干预人员尽可能地与他们待在一起。此外，保障安全还可能涉及与危机事件有关的儿童、救援人员以及心理危机干预者的身心安全。

(3) 提供支持:是心理危机干预过程中的一个关键任务。在最初的紧急心理援助中,提供支持就是首要目标。危机当事人的反应越严重,越需要提供更多的支持。心理危机干预人员不仅要在危机发生时支持当事人,也要帮助他们寻找并链接那些危机结束之后能够继续提供支持的资源。

2. 焦点任务 有些任务需要在心理危机干预的某个阶段集中进行,即焦点任务,主要包括建立联系、重建控制、问题解决和后续追踪。

(1) 建立联系:几乎是所有心理危机干预模型中的一个必选任务。建立联系是一种基础性的联结,表明干预人员愿意站在危机当事人立场上并且显示出一种真诚的认同,常常被认为是需要在最开始进行的任务。

(2) 重建控制:主要是指干预人员帮助危机当事人调节他们对危机的反应。可分为两个层次。其一,帮助当事人在心理危机干预的当下重建控制,可通过指导当事人对危机导致的内心混乱进行秩序重建或对表现出强烈反应的人进行直接干预的方式实现。其二,提高危机当事人的重建控制能力。任务的关键是从危机当事人那里获得执行计划的承诺,可以是口头声明,也可以签署书面协议。

(3) 问题解决:该任务的首要成分是定义或解释危机,危机定义或问题解释的好坏被认为直接关系到干预人员后续制定干预策略或采取措施的有效性,这就需要干预人员学会从危机当事人的角度去理解问题。定义危机的重点就是判断是什么原因导致当事人寻求心理帮助。在危机被界定或问题被解释之后,干预人员就可以着手解决问题。问题解决的另一个主要成分是制订计划,即帮助当事人制订有助于危机解决的措施。这个过程包括有关解决措施的头脑风暴、发现可能获得的额外帮助、挖掘潜在资源、给予鼓励、评估计划的有效性以及帮助危机当事人选择符合现实的措施。最终目标是要确保制订的计划是明智合理的、可操作的。此外，制订的计划也要获得危机当事人的认同和履行承诺，让当事人在解决问题的同时获得自主感和掌控感。

（4）后续追踪：基于一些现实条件的限制，该任务实施难度较大，例如对灾民的追踪；而在有些情况下，随访并非特别困难，例如大学生在学校心理咨询中心进行的心理危机干预工作。在类似情况中，后续追踪被认为是一个必要的、标准化的心理危机干预任务。它可以是正式的，也可以是非正式的，干预人员需要事先与危机当事人达成共识，即告知他们在干预后的一段时间内（通常是 1 个月内）要对他们的心理状况进行追踪评估。危机当事人常常会沉浸在危机事件中而减少了对当前环境的觉察，通过后续追踪，心理干预人员可以指导他们将注意力转移至当前环境及其变化中，并采取进一步措施加以调整。

（朱丽娜）

参考文献

[1] 顾瑜琦，孙宏伟 . 心理治疗系列丛书：心理危机干预[M]. 北京：人民卫生出版社，2013.

[2] CAPLAN G.Principles of preventive psychiatry[M].New York：Basic Books，1964.

[3] EVERLY G S，BOYLE S H.Critical incident stress debriefing（CISD）：a meta-analysis[J].Int J Emerg Ment Health，1999，1（3）：165-168.

[4] 徐中收 . 心理危机干预 36 计[M]. 北京：清华大学出版社，2020.

[5] 孙宏伟 . 心理危机干预[M].2 版 . 北京：人民卫生出版社，2018.

[6] JAKUBEC S L.Crisis and disaster[M]//JAKUBEC S L.Canadian psychiatric mental health nursing.Toronto：Saunders，2014：491-507.

[7] NIZUM N，YOON R，FERREIRA‐LEGERE L，et al.Nursing interventions for adults following a mental health crisis：a systematic review guided by trauma‐informed principles[J].Int J Ment Health Nurs，2020，29（3）：348-363.

[8] 应对新型冠状病毒感染的肺炎疫情联防联控工作机制.关于印发新型冠状病毒感染的肺炎疫情紧急心理危机干预指导原则的通知[EB/OL].（2020-01-27）[2023-12-30].http：//www.nhc.gov.cn/xcs/zhengcwj/202001/6adc08b966594253b2b791be5c3b9467.shtml.

[9] MYER R A，LEWIS J S，JAMES R K.The introduction of a task model for crisis intervention[J].J Ment Health Couns，2013，35（2）：95-107.

[10] 高雯，董成文，窦广波，等.心理危机干预的任务模型[J].中国心理卫生杂志，2017，31（1）：89-93.

第二节 心理援助的概念与任务

一、心理援助概念

心理援助是我国在应对突发或危机事件实践中逐步广泛使用的概念。2008 年，"5·12"汶川地震后，心理援助反复出现在各大媒体中，用来描述灾难后由政府、专业协会及机构、社会组织和个人向灾区提供的心理干预和服务活动。同时，心理援助在学界得到广泛认可，灾后心理援助的研究论文与著作大量涌现。一些学者甚至将 2008 年作为"中国心理援助的元年"。在随后舟曲特大泥石流、玉树地震等灾难后，心理援助作为灾难救援行动的一部分，该概念已普遍被各级官方文件使用。早期心理援助的核心目标是在重大灾难后向需要帮助的个体与群体提供及时、持续的心理支持，帮助民众缓解焦虑、压力和情绪问题。随着国家与社会越来越关注全民心理健康，心理援助概念内涵与外延逐步丰富，在各种危机事件处理和困境个体的帮助中，心理援助均是重要内容。

实际上，我们可以将心理援助（广义）定义为任何旨在保护或促进个体与群体心理与社会健康，以及预防、诊断和治疗精神障碍等的当地或外来的行动与资源支持。

在国际上，与心理援助类似的概念主要有心理健康服务（mental health services）与精神卫生和心理社会支持（mental health and psychosocial support，MHPS）。"心理健康服务"是通过预防、诊断和治疗来解决精神障碍等问题，改善个体的生活质量和功能状态。它强调专业性和系统性。这类服务包括心理治疗、咨询、临床干预等，通常由专业的心理健康工作者提供。"精神卫生和心理社会支持"是指任何旨在保护或促进心理社会健康和预防或治疗精神疾患的当地或外来帮助，用于解决预先存在或由紧急情况引起的社会、心理和精神问题的广泛行动，这些行动是由具有不同专业背景、不同部门和不同资源类型的组织和人员在截然不同的背景下实施的。这些支持措施包括但不限于心理咨询、心理治疗、社区支持小组和危机干预等。精神卫生和心理社会支持的核心在于其多样性与系统性。在实施过程中，不仅提供依赖于专业人士的支持（如心理医生、社工等），还需整合志愿者和社区资源，以适应不同文化背景和人群需求。这使得 MHPS 的形式更加灵活，能够有效应对急性压力和长期心理健康问题，进而提升社会整体的心理福祉。

心理援助与心理危机干预的概念常常一起使用。特别是突发事件后，两者甚至被看作可相互替代的概念应用在各种场合。但是从上述分析可以看出,心理援助与心理危机干预依然存在诸多的不同。首先,心理援助的对象更加广泛。心理危机干预主要针对危机事件出现时面临心理崩溃或严重心理失衡的个体,或是虽然能暂时渡过危机,但危机的不良影响还会不时地表现出来,影响当事人身心健康的情况。而心理援助对象包括每一位经历或受危机事件或突发事件影响的个体和组织,他们都潜在地需要不同专业水平和类型的心理援助。其次,心理援助的时程更长。心理危机干预的目标主要是帮助个体在危机后从心理失衡状态恢复平衡,即危机事件发生前的状态。其时程一般在一周至两个月。心理援助不仅需要心理危机干预,还需要帮助个体获得长期成长,学会更充分地整合资源以提升应对危机的能力。其时程从一周至一年,甚至多年。心理援助通常可划分为急性期、恢复期和重建期三个阶段,其中急性期的心理援助工作的核心内容之一是心理危机干预。第三,心理援助参与的主体更加多元,每一个经过专业培训、参与到减灾救灾行动中的人都可以提供心理援助服务。最后,心理援助的工作方式更主动。心理援助是主动提供服务,其目的是确定不同人群有何种需要,防止恐慌和焦虑情绪的大面积蔓延。

综上分析,本文将心理援助(狭义)定义为为受到危机事件心理冲击和影响的个人与群体提供的所有心理社会支持与专业服务。

二、心理援助的特点

根据心理复原的社会生态理论,个体心理状况受到不同层面的因素影响,心理健康水平依赖于整个生态系统的健康与平衡。它包含四大因素:①个体因素,包括性格、应对方式、生理因素、遗传因素等;②家庭因素:包括家庭经济社会地位、亲子关系、教育水平等，③学校／社区因素：包括社会支持、同辈关系、社区环境、邻里关系等，④社会文化因素：包括社会经济因素、社会价值观、文化传统等。

　　因此，为最大程度地减少危机事件给个体与社会带来的心理冲击与影响，心理援助强调全面调动个体与社会内在心理资源和外部支持资源，开展全社会与全生命周期的心理干预与服务。我国心理援助通过近二十年实践，已成为灾难援救行动的重要组成部分和健康中国行动的重要内容。总之，我国心理援助在探索与实施过程中展现出了几个显著的特点，即以人民为中心理论和主动性、系统性。

　　1. 以人民为中心　以人民为中心是我国心理援助的出发点与基石。我国心理援助政策与实践始终贯彻着将人民的生命健康放在第一位的理念。强调确保所有人的健康发展，尤其是确保那些面临发展不均衡、贫困或边缘化的群体，能够获得平等的心理健康服务。在重大突发事件后，心理援助工作常常强调对最脆弱群体（如儿童、妇女、老年人等）的优先支持。同时，通过将心理援助纳入"健康中国行动"和国家规划，确保受危机事件与困境影响的所有人获得必要的心理支持。通过出台规范文件，保障个体的隐私和专业服务能力。通过动员社会力量，使心理援助成为我国公益行动的重要内容。

　　2. 主动性　与传统的心理咨询服务相比，心理援助的另一个重要特点是"主动性"，即通过积极的干预措施，促使个体在心理健康维护中发挥主动作用。首先，预防为先。主动心理健康的理念是在心理问题发生之前，通过教育和意识提升来预防问题的出现。心理援助项目通常结合心理健康教育，促使个体掌握应对压力、焦虑和抑郁的技能，以减少心理疾病的发生率。此类干预包括情绪管理训练、压力管理技术以及健康的生活习惯培养。其次，鼓励自助。通过提供工具和资源，心理援助不仅旨在解决当前的问题，还鼓励受助者在日常生活中主动管理自己的心理健康。这可以通过应用程序、在线课程及社区支持小组来实现，使个体可以学习自我反思、情绪调节和压力应对策略。最后，反馈追踪。先进的心理援助模式强调实时的心理状态监测与反馈机制。在我国，已开始实现基于可穿戴技术和移动应用的实时数据收集，使心理健康专业人员能够即时检测到个体的心理动态，并及时提供专门的建议或干预措施。这种动态跟踪不仅提升了服务的时效性，还增强了个体的参与感和自我管理能力。目前心理援助服务更多地使用了诸如智能手环、智能手机等载体，能让受助者更主动地参与。

3. 系统性　我国心理援助不只是一项单一的心理服务，更是建立在多学科、多领域的知识、服务、资源整合基础上。首先，心理援助整合了心理学、医学、社会学、人类学等多个学科的知识和方法，以更全面地理解和应对当事人的需求。其次，将心理援助与其他社会服务（如物质援助、法律援助、教育支持等）相结合，为当事人提供一站式的综合性支持。在整合的基础上，根据每个受灾者的具体情况和需求，提供个性化的心理援助计划和服务。最后，整合不同来源的资源，包括政府、非政府组织、社区组织、志愿者等，以提高援助效率和覆盖面。建立信息共享机制，确保各援助方能够及时获取和更新受灾者的需求和援助进展，避免重复或遗漏。

三、心理援助的阶段任务

为了最大限度地减少危机事件对个体身心健康的影响，有学者提出全生命周期的危机管理模型。该模型包括危机事件前预防与准备，危机事件后响应与恢复。具体包括四个环节，即预防和减缓（prevention and mitigation）、准备（preparedness）、紧急响应（response）和恢复（recovery）。该模型也适用于确定心理援助时机与内容。下面结合紧急响应和恢复两个重要环节，分别讨论心理援助的内容。

危机事件刚刚发生时，应立即开展心理援助或紧急干预，即使是简单的心理支持与社会联系等均可能有效缓解当前的应激反应、症状、恢复秩序，并能预防后续的心理障碍。在"9·11"恐怖袭击发生两周内，促进个人积极应对方式对于6个月后的创伤后应激症状的预测效果仅次于事件前是否患有精神疾患，在恐怖袭击后的积极应对可以预防后续的心理问题，而恐怖袭击后不去积极应对应激反应（如否认、放弃等）会增加创伤后应激障碍（PTSD）的发生率。

在危机事件冲击阶段，心理援助内容包括提高安全感、促进稳定性（冷静下来）、促进个体和集体的效能感、促进人际联系、点燃希望。其重点在于缓解急性心理压力，恢复生理心理功能平衡，通过紧急心理护理减小可能发生的心理创伤等。在突发事件中，心理援助主要包括七个核心内容：突发事件前准备（个人和组织层面）、突发事件后遣散程序、个体紧急危机辅导、无害化处理（简短的小组讨论，旨在降低急性症状）、压力辅导、家庭危机干预、后续说明及转介心理评估与治疗。

在危机事件恢复期，由危机所导致的心理问题不会很快消除，可能在多年之后还有影响。同时，个体在经历创伤之后也可能出现不同的症状发展。35%~65%人在事件后不会表现出高应激的状态和心理问题、有较强的心理韧性；另有15%~25%的人在创伤后应激水平较高，症状随着时间的流逝而消失，属于心理恢复人群；第三类人群长期受损（5%~30%）、症状持续；最后一类人群在事件发生后初期没有出现强烈的应激反应，而在后期出现症状，属于延迟受损（0~15%）。因此，突发事件后有相当数量的群体需要长期心理援助。联合国机构间常设委员会（IASC）2007年出版了《机构间常设委员会紧急情况下精神卫生和心理社会支持指南》，明确提出开展长期心理社会支持的重要性，并提出了与心理援助相关的八项任务：①应急计划；②全面评估；③重视长期发展；④各机构之间的合作；⑤将心理援助融入基础医疗；⑥面向全体受灾人群，提供服务；⑦深入、系统的培训和督导；⑧利用重要指标进行监督。

四、心理援助的分类与持续实施

由于需求不同，心理援助需要在初期进行评估和辨别，并有统筹、有侧重、有针对性地开展工作。根据应激反应水平、发展趋势和当事人的心理服务需求程度将人群分为：①明显出现症状的人群：包括临床和亚临床人群；②高危人群：高度创伤人群、心理疾患的高风险人群，包括严重受创人群、丧亲家属、救援者等；③易感人群：容易受到灾难事件影响，有较高灾后心理疾患风险的人群，如儿童、青少年、女性、老年人等；④普通人群：暴露于突发事件的一般民众，可能受到影响的所有人群。

对于已经经过诊断符合精神疾患临床标准的个人，或者未达到临床标准的亚临床患者，应进行干预治疗。国外常见的干预方法主要包括药物治疗、心理治疗。药物治疗需要在专业精神病医生的指导下开展，如抗抑郁药（针对PTSD、抑郁症）、神经刺激类药物（针对抑郁症）等。在心理治疗方面，目前国际上针对PTSD，临床验证有效的方法有认知行为治疗、暴露治疗等；针对抑郁症，临床验证有效的方法主要是认知行为治疗等。另外，我国近年来也开始进行中医治疗

PTSD 的研究，有证据显示针灸治疗 PTSD 的效果与药物相当。对于高危人群（严重受创人员、丧亲家属、救援者等），应进行以心理治疗为主的心理干预，开展心理教育，以防止其症状恶化或出现迟发性心理疾患。对于易感人群（如妇女、青少年及儿童、老年人等），可进行心理教育，以组织团体活动等方式开展心理服务、促进学校和社区的文化氛围。对于普通人群，可通过公共宣传、新闻媒体宣传等方式传播信息、稳定情绪、促进积极情绪，从而提高全民心理健康。此外，针对伴随人为灾难的污名化，也需要通过教育、让普通群众了解情况，并与受灾人群进行接触，以达到去污名化的目的。

　　由于心理援助持续时间长、服务范围广，心理援助也需从引入外界资源向激活当地自助力量转化。由于我国大部分地区普遍缺乏专业的心理学、精神卫生队伍，而在危机事件发生初期，需要大量心理援助人员和危机干预专业工作者，因此，这个时期往往需要组织外来专业人才参与到当地心理援助工作中。危机干预专家在到达当地后，首先应与危机事件救援指挥部门或负责部门、当地精神卫生系统取得联系并了解其需求，并与当地医疗系统、教育系统等建立联结，了解情况并进行初步评估。根据评估结果，对易感人群、高危人群集中的社区和学校进行筛查并提供危机干预与心理援助。在重大突发事件后，救援者由于长期暴露于灾难场景、加之工作强度大、缺乏休息，更易出现应激反应，因此针对救援者和枢纽人群（如医护人员、教师、基层干部等），应进行个体及团体危机干预，保障救援工作的顺利进行。紧急救援期之后，社区开始恢复重建，心理援助也从以危机干预为重点的阶段转入更为常规系统的心理援助。该过程的成功取决于五个方面：政府与政策、人力资源和培训、项目与服务、研究和监督、经费与财务。专业人员应和当地协作,在学校或社区建立心理援助中心。根据服务对象的区别,采用不同的心理援助模式和方法。同时,着手培养当地人才和队伍,通过专业培训和督导、建立以专业心理援助团队[如心理健康教育中心、心理服务非政府组织(NGO)等]为核心、以有一定心理学知识的基层团队(如教师、基层干部)为外围,并与当地精神卫生 /医疗部门联动进行转介的本地心理服务体系。为保证心理援助的质量,应遵守国家层面的标准和培训内容,并进行统一的定期培训和考核。同时建立统一的机构和个人的注册体系,以协调、监督具体心理援助工作的开展。

(刘正奎　王　钢)

参考文献

[1] Inter-Agency Standing Committee.IASC guidelines on mental health and psychosocial support in emergency settings[M].Geneva: IASC, 2006.

[2] World Health Organization.Assessing mental health and psychosocial needs and resources: toolkit for humanitarian settings[M].Geneva: World Health Organization, 2012.

[3] ZHONG S, CLARK M, HOU X Y, et al.Progress and challenges of disaster health management in China: a scoping review[J].Global health action, 2014, 7(1): 24986.

[4] KEARNS M C, RESSLER K J, ZATZICK D, et al.Early interventions for PTSD: a review[J].Depress Anxiety, 2012, 29(10): 833-842.

[5] EVERLY JR G S, FLANNERY JR R B, MITCHELL J T.Critical incident stress management(CISM): a review of the literature[J].Aggress violent behav, 2000, 5(1): 23-40.

[6] HERRMAN H.Promoting mental health and resilience after a disaster

　　　　[J].J Exp Clin Med, 2012, 4（2）: 82-87.

[7] NORTH C S, PFEFFERBAUM B.Mental health response to
　　　community disasters: a systematic review[J].JAMA, 2013, 310（5）:
　　　507-518.

[8] 张虹，袁彩凤，冉连辉，等. 不同针灸方法治疗汶川"5·12"地震创
　　　伤后应激障碍的临床随机对照研究[J]. 中华中医药杂志, 2010, 25
　　　（9）: 1505-1510.

[9] CHARLSON F J, BAXTER A J, CHENG H G, et al.The burden of
　　　mental, neurological, and substance use disorders in China and India:
　　　a systematic analysis of community representative epidemiological
　　　studies[J].Lancet, 2016, 388（10042）: 376-389.

[10] PATEL V, BOYCE N, COLLINS P Y, et al.A renewed agenda for
　　　global mental health[J].Lancet, 2011, 378（9801）: 1441-1442.

第三节　心理危机干预和心理援助发展历程

一、国内心理危机干预现状及新进展

　　我国是世界上自然灾害最为严重的国家之一，灾害造成的心理创伤会伴随受灾民众很长时间甚至终身。因此，为受灾民众提供及时、有效的心理危机干预至关重要。从我国灾后心理危机干预的发展历程、成功经验与存在的问题来看，我国具有支撑突发事件心理危机干预的广泛的社会资源，我国重大突发事件后心理危机干预与心理援助虽然起步较晚，但是，我国政府高度重视心理危机干预和心理援助工作在重大突发事件应对中的重要作用，实践中也积累了较为丰富的经验，初步构建了政府主导、多元主体参与的格局，并且出台了系列法律与法规，形成了独具特色的突发事件心理危机

干预与心理援助体系。2013 年，党的十八届三中全会通过的《中共中央关于全面深化改革若干重大问题的决定》将心理干预作为预防和化解社会矛盾的重要手段。2019 年，党的十九届四中全会提出，"健全社会心理服务体系和危机干预机制"。

（一）起步阶段

1994 年，中国心理卫生协会危机干预专业委员会成立，北京、杭州、深圳、南京等城市陆续成立了政府财政支持的灾后精神卫生干预中心。

我国的突发事件心理危机干预始于 1994 年的克拉玛依大火。1994 年新疆克拉玛依大火后，第一次正式开始灾后心理创伤的干预工作，北京医科大学第六医院应邀派专家加入由烧伤科等科室共同组成的抢救组，对伤亡者家属的心理危机进行了为期两个月的干预工作。这次干预是在没有任何现成经验可以借鉴的情况下参考国外相关资料完成的。在 1998 年特大洪水、2000 年洛阳东都商厦"12·25"特大火灾事故、2002 年大连"5·7"空难、2003 年严重急性呼吸综合征（SARS）流行、"12·26"印度洋海啸、2004 年"11·21"包头空难过后，都开展了心理危机干预工作。2003 年 SARS 流行期间，我国精神卫生与心理学界首次大面积、全方位地介入突发公共事件的心理危机干预。2004 年，浙江省心理卫生协会专门组织心理危机干预专业团队对杭州地区的印度洋海啸劫后余生的游客进行了心理危机干预。

（二）政策出台阶段

2002 年 4 月 11 日，卫生部、民政部、公安部和中国残疾人联合会联合下发的《中国精神卫生工作规划（2002—2010年）》将受灾人群列为重点人群，提出"要逐步将精神卫生救援工作纳入救灾防病和灾后重建工作中，加快制定《灾后精神卫生救援预案》，从人员、组织和措施上提供保证，降低灾后精神疾病发生率。积极开展重大灾害后受灾人群心理应激救援工作，评估受灾人群的精神卫生需求，确定灾后精神卫生干预的重点人群，提供电话咨询、门诊治疗等危机干预服务。"

2003 年，SARS 之后，卫生部疾病控制司曾组织一批专家对突发公共事件的心理危机干预问题进行了讨论，并于 2003 年 10 月提出了干预预案大纲的草案。北京心理危机干预与研究中心在 2004 年还创办了全国首个心理危机干预网站。2004 年 5 月，浙江省"杭州市心理危机研究与干预中心"正式成立，成为全国首家"政府牵头、社会参与、统一规划、全面实施"的政府机构。2012 年通过的《中华人民共和国精神卫生法》第十四条规定："各级人民政府和县级以上人民政府有关部门制定的突发事件应急预案，应当包括心理援助的内容。发生突发事件，履行统一领导职责或者组织处置突发事件的人民政府应当根据突发事件的具体情况，按照应急预案的规定，组织开展心理援助工作"。

国家卫生和计划生育委员会等部门 2015 年制定的《全国精神卫生工作规划（2015—2020 年）》提出："每个省（区、市）至少开通 1 条心理援助热线电话，100% 的省（区、市）、70% 的市（地、州、盟）建立心理危机干预队伍；发生突发事件时，均能根据需要及时、科学开展心理援助工作"。国家卫生健康委于 2024 年发布的《国家卫生健康委关于应用"12356"全国统一心理援助热线电话号码的通知》规定，"原则上每个设区的市（含直辖市、州、盟等）至少开通 1 条心理援助热线，每条心理援助热线至少设置 2 个心理援助热线坐席，并配备足量符合要求的热线咨询员，每日提供不少于 18 小时心理援助服务。设区的市（州、盟）暂不具备设置条件的，可以由省级热线承担相应功能。"

（三）发展深化阶段

2006 年 8 月，浙江省遭遇台风"桑美"袭击，省政府组织省卫生厅、科学技术协会、心理卫生协会等部门的专家，联合组成"心理援助队"抵达灾区，启动了为期半个月的"心理救灾"行动，这是我国首次以政府名义组织的灾区心理援助队伍。2007 年 1 月，广东省成立了心理危机干预联盟，旨在打造完备的心理危机干预快速反应机制。2007 年，《浙江省突发公共事件心理危机应急干预行动方案》公布，也是国内首个较为完善的心理危机干预行动方案。2007 年 3 月 1 日，《北京市精神卫生条例》正式实施，该法规第十二条规定："市和区、县人民政府应当将重大灾害的心理危机干预工作列入突发公共事件的应急预案。卫生行政部门应当组织开展心理危机干预的业务培训。市和区、县人民政府及其有关部门在重大灾害处理过程中，应当组织开展心理危机干预工作，降低重大灾害发生后精神疾病的发病率"。这是北京市出台的首部精神卫生方面的法规，它标志着公众的心理危机干预工作已纳入常态的、规范的应急工作之中。2007 年 11 月 1 日，《中华人民共和国突发事件应对法》开始施行。据统计，目前已经制定涉及突发事件应对的法律 36 件、行政法规 39 件。2008 年"5·12"汶川地震后，中国科学院心理研究所（简称中科院心理所）第一时间发起"我要爱"灾后心理援助行动，分批派出专家参加现场心理危机干预与心理援助，随后在灾区陆续成立了十个心理援助工作站，开展了持续 3 年的灾后心理援助工作。中国心理学会及其他各心理学研究与教学单位，以及来自国内外的近百家心理危机干预机构，纷纷赶赴灾区实施心理救援。中国心理学会向全社会发出了"心理援助二十年"倡议，并成立"5·12"汶川地震后心理援助领导小组（半年后转为心理危机干预工作委员会），以协调心理学界心理援助行动。台湾大学心理系、香港树仁大学的心理援助队伍也都到达灾区开展工作，可以说这是中华人民共和国成立以来灾后心理危机干预规模最大的一次。2008 年 5 月 20 日，卫生部紧急印发了《紧急心理危机干预指导原则》，科学规范了灾区救援中心的心理危机干预工作；7 月 3 日，卫生部办公厅印发《灾后不同人群心理卫生服务技术指导原则》，随后成立了国际性心理危机干预组织"5·12 心理援助联盟"，最终形成了全方位、多角度覆盖所有受灾人群的心理危机干预体系。2020 年，国家卫生健康委疾控局出台《新型冠状病毒感染的肺炎疫情紧急心理危机干预指导原则》指出："将心理危机干预纳入疫情防控整体部署，以减轻疫情所致的心理伤害、促进社会稳定为前提，根据疫情防控工作的推进情况，及时调整心理危机干预工作重点。"

（四）在我国重大突发事件中心理危机干预工作存在的问题

1. 法律法规有待健全　目前，我国已颁布《中华人民共和国突发事件应对法》《国家突发公共事件总体应急预案》《国家突发环境事件应急预案》《国家自然灾害救助应急预案》《全国自然灾害卫生应急预案（试行）》《突发公共卫生事件应急条例》《国家突发公共卫生事件应急预案》等法律法规，但都没有涉及心理危机干预具体操作的规定。虽然由卫生部等部门颁布的《中国精神卫生工作规划（2002—2010 年）》和《灾后精神卫生救援预案》都提及了心理救助服务，但至今没有法律法规对心理危机干预工作进行明确规范，心理危机干预体系建设缺少足够的法律法规依据。在心理危机干预权责规定不明、缺少资金投入的情况下，相关部门无法高效、高质地开展工作。

2. 管理体制有待完善　重大突发事件发生后，全国心理学家和精神卫生医生能够迅速反应，或赶赴灾区提供心理救援服务，或开通心理援助热线和通过公共服务平台进行线上心理危机干预。虽然取得了一定成效，但是也暴露了管理体制有待完善。比如政府缺乏对各组织资源的有效协调机制，心理危机干预队伍除了来自卫生系统之外，还有一些来自中国红十字会、高校、各种民间组织等。这些组织分属于不同的部门，缺乏沟通和协调，各个心理危机干预团队存在各自为战、资源分配失调、指挥协调混乱等问题，专业水平也参差不齐，没有统一的衡量标准。政府各部门之间缺乏合作，难以统一管理和规划心理危机干预工作。政府缺少有效监督，使一些心理危机干预工作流于形式，没有建立一个明确完善的管理体制，无法保障心理危机干预工作的规范性、协调性和有序性。

3. 人才队伍建设有待提升　心理危机干预在我国还处在起步阶段，急需加大人才培养力度。目前，我国的心理危机干预队伍存在以下问题：一是心理危机干预人员数量不足。截至 2017 年 9 月国家心理咨询师职业资格证书取消的时候，国内共有 130 万人考取了二、三级心理咨询师证书，但是掌握心理危机干预专业知识的人不足 1/3。事实上，在重大突发事件发生时，参加心理危机干预的专业人士很少，大多数都是志愿者。二是心理危机干预人员专业技能不足。心理危机干预工作专业性强、风险性高，需要专业的知识和技能。有的人只经过几天简单的培训，甚至只凭借一腔热血，就开展心理危机干预工作。没有足够的专业水平，不仅无法帮助别人摆脱心理危机，而且还可能给他们带来二次创伤，或者使自己产生替代性创伤。

4. 知识普及有待深入　重大突发事件发生后，社会大众需要心理危机干预，但由于相关知识宣传教育的缺失，很多人对心理危机干预存在误解，产生回避、抵触情绪。一是认为心理危机干预没必要，物质上的赔偿与帮助才是最重要的，从而忽视心理危机。二是认为心理危机特别严重，一定会导致严重后果，心理干预无法起到帮助作用。三是认为心理危机干预就是治疗精神病患者，做心理危机干预就意味着自己有病、不正常，是不光彩、不体面的事，甚至担心被孤立、被歧视，讳疾忌医。

二、国外心理危机干预的发展

在快速变化的世界中，心理健康问题已经成为全球性挑战，影响数百万人的生活质量和幸福感。随着社会对心理健康问题认识的增加，心理危机干预的重要性也日益凸显。在过去几十年里，许多国家建立了各种心理危机干预模式和服务，旨在为处于心理危机中的人们提供及时、有效的支持。随着技术的进步和社会对心理健康重视程度的提升，许多国家在心理危机干预方面取得了显著的发展和创新。

（一）政策和立法方面

1. 美国的心理危机干预政策和方法体现了多方面、整合性的策略，旨在通过提高服务可及性、扩大公众教育、支持创新服务模式和加强专业人员队伍来应对心理健康危机。这些努力的最终目标是建立一个更加包容、支持和有效的心理健康服务系统。

（1）*21st Century Cures Act*（《21世纪治愈法案》）：2016年通过的 *21st Century Cures Act* 加强了对心理健康服务和危机干预的支持，包括增加资金支持，以改善心理健康护理的可获得性和质量。

（2）*National Suicide Hotline Designation Act*（《国家自杀预防热线指定法案》）：2020年，美国国会通过了《国家自杀预

防热线指定法案》,宣布"988"为全国自杀预防和危机干预热线的新号码,为危机干预的必要基础设施和资源。这一措施旨在提供更加便捷的访问方式,以支持那些面临心理健康危机的人。

(3) 各州的心理健康法案:许多州通过了自己的法案来支持心理危机干预工作,例如加强对心理健康问题的早期识别,为警察和急救人员提供危机干预培训等。

2. 心理危机干预方面的法律和政策主要集中在改善心理健康服务的可访问性、质量以及跨部门合作上。

(1) 心理健康法案的更新:英国政府正在审查和更新现有的心理健康法,以确保法律框架支持人们在遇到心理健康危机时获得及时和适当的帮助。这包括对《心理健康法》(1983)的改革,旨在增加患者的权利并减少不必要的强制治疗。

(2) Crisis Care Concordat(《危机护理协议》):2014 年,英国推出了《危机护理协议》,这是一个国家级协议,旨在改善心理健康危机的应对。该协议鼓励地方当局、警察、心理健康服务提供者、社区团体和其他利益相关者合作,确保遇到心理健康危机的人能够获得及时有效的支持。

(3) 儿童和青少年心理健康服务(CAMHS)改革:英国政府承诺对儿童和青少年心理健康服务加大投资,以改善服务的可访问性和质量。这包括扩大社区基础服务、提高危机干预服务的可用性,以及在学校中推广心理健康教育和支持。

(4) 心理健康急救(mental health first aid)培训:英国也在推广心理健康急救培训,旨在提高公众对心理健康问题的认识,以及在遇到心理健康危机时提供初步支持和引导至专业帮助的能力。

3. 近几年来心理危机干预方面的政策和法案主要致力于增加跨部门合作以及提高心理健康服务的全覆盖性。

（1）建立危机响应团队（Crisis Response Team，CRT）：新加坡警察部队（SPF）和精神卫生热线（Mental Health Helpline）之间的跨专业合作，旨在支持社区中有自杀倾向的个体。CRT 由 SPF、精神卫生专家、社区精神健康护士、危机顾问和社区合作伙伴组成，通过使用哥伦比亚自杀严重性评级量表（C-SSRS）来对自杀意念和行为进行标准化评估。从 2021 年 10 月—2022 年 8 月的数据显示，共有 3 386 起与自杀相关的案件被转介。

（2）移民工人的心理健康和全面护理：针对 COVID-19 大流行期间移民工人的心理健康问题，新加坡采取了一系列支持措施。尽管在立法和保护方面取得了进展，移民工人仍面临获取健康护理、信息和资源的障碍，甚至在国家危机响应计划中被排除在外。非政府组织（NGO）在提供可访问服务（如福利、医疗保健、危机干预）、联络雇主和融资代理以及通过多机构合作代表他们的需求和关切方面发挥着重要作用。

（二）服务方式和技术改革

1. 美国在心理危机干预方面的多元化和综合性方法，旨在通过不同的策略和服务满足不同个体的需求，减轻急诊室的压力，并促进心理健康的恢复和稳定。

（1）危机干预团队（Crisis Intervention Team，CIT）模式：CIT 模式是一种警察与心理健康专业人员合作的模式，旨在提供对心理健康危机的有效响应。该模式通过为执法人员提供专门的心理健康培训，使他们能够识别心理健康问题，采取非暴力手段干预，并将个体引导至适当的治疗和支持服务。CIT 模式强调警察与当地心理健康机构的合作。

（2）移动危机团队（Mobile Crisis Team，MCT）：MCT 由心理健康专业人员组成，他们在接到危机呼叫时会直接前往现场提供支持。这些团队可以进行现场评估，提供即时的心理支持，帮助缓解危机，并根据需要将个体转介至进一步的治疗或服务。MCT 旨在提供快速响应，减少对急救服务和医院急诊室的需求。

（3）危机稳定单位（Crisis Stabilization Unit，CSU）：CSU 是提供短期住宿治疗的场所，旨在稳定经历心理健康危机的个体的状况。这些单位通常提供 24 小时服务，包括评估、危机干预、药物管理和转介服务。CSU 为那些可能不需要长期住院治疗但需要立即干预的个体提供了一个替代方案。

（4）"211"热线服务："211"是一个全国性的服务，提供免费、保密的信息和推荐服务，帮助人们找到提供食物、住房、健康护理、咨询和危机干预等支持的当地资源。虽然"211"不专门针对心理健康危机，但它为寻求心理健康和其他社会服务的个体提供了一个重要的资源入口。

2. 英国在心理危机干预服务模式方面的创新，体现在多个层面，旨在提供更加全面、可接近且高效的心理健康支持。

（1）整合服务模式：英国心理健康服务的显著趋势是向更加整合的服务模式转变。这意味着国家卫生服务体系（NHS）、慈善机构、社区组织以及私营部门等不同服务提供者更紧密地合作，以提供无缝连接的服务体系。这种整合不仅涉及治疗服务，还包括预防和早期干预，旨在尽早识别和应对心理健康问题，减少危机发生的概率。

（2）数字化干预：数字化干预是英国心理危机干预服务中的一个重要创新点。通过使用在线平台、移动应用和其他数字工具，心理健康服务能够覆盖更广泛的人群，尤其是那些可能因地理位置偏远或因羞耻感、焦虑等个人原因不愿意寻求面对面服务的人。数字化服务提供了自助工具、在线咨询、虚拟治疗会话以及对心理健康资源的即时访问，这些都极大地提高了服务的可及性和便利性。

（3）社区和同伴支持：英国在心理危机干预中也强调社区和同伴支持的作用。这种支持模式鼓励社区内的互助和经验分享，通过训练有素的同伴支持工作者(经历过类似心理健康挑战的人)来提供支持和指导。这种方法不仅有助于减少对专业心理健康服务的需求压力，还能提供更具同理心的支持，帮助人们感到不那么孤立。

（4）危机干预团队：英国的一些地区已经建立了专门的危机干预团队，这些团队能够提供快速响应和24小时内上门服务，为经历急性心理危机的个体提供即时支持。这些团队通常由精神健康专业人员、社会工作者组成，有时还包括经过培训的警察，他们共同工作，以确保个体能够在危机时刻获得必要的支持和干预。

（5）重视早期干预和预防：英国心理健康服务的另一个创新方向是重视早期干预和预防措施。通过在学校、工作场所以及社区中推广心理健康教育，旨在提高公众对心理健康问题的认识，促进健康的生活方式，降低心理健康问题的发生率。

3. 日本在心理危机干预领域的创新主要集中在提高公众意识、利用技术手段增强服务可及性和效率，以及开发特定群体的定制化支持方案上。

（1）灾后心理支持：鉴于日本频繁发生自然灾害，如地震和海啸，灾后心理支持成为心理危机干预的一个重要组成部分。日本开发了一套有效的灾后心理干预体系，包括为灾区居民提供心理健康和心理社会支持的移动团队，以及通过训练志愿者和社区领袖作为第一线支持人员的策略。

（2）数字化干预和在线支持：随着技术的发展，日本在心理危机干预方面也越来越多地采用数字化手段。例如，开发了多种在线咨询服务和自助应用程序，以提供匿名、即时的心理支持。这些工具特别适合那些可能因为文化因素或个人原因而犹豫寻求面对面咨询的人。

（3）提高公众意识和教育：日本政府和非政府组织（NGO）积极开展心理健康教育和自杀预防活动，旨在提高公众对心理健康问题的认识和理解。例如，通过学校、社区和工作场所的研讨会和讲座，以及利用广告和社交媒体等平台，普及心理健康知识，减少对心理健康问题的污名化。

（4）针对特定群体的支持方案：日本还开发了针对特定群体（如儿童、青少年、老年人和残疾人）的定制化心理危机干预方案。这些方案考虑到了不同群体在心理健康需求上的差异，提供了更为个性化和细致的支持服务。

然而，尽管各国都取得了一定的进展，但是心理危机干预在全球范围内仍面临着诸多挑战，如资源分配不均、专业人员短缺、文化和语言障碍，以及对心理健康服务的社会污名化等。此外，随着全球化的加深和国际移民的增加，跨文化心理危机干预的需求也日益增加，这对国家政策的制定以及心理健康专业人员提出了新的要求和挑战。

（孙宏伟）

参考文献

[1] 孙宏伟.心理危机干预[M].2版.北京：人民卫生出版社，2018.

[2] BAXTER S，JOHNSON M，CHAMBERS D，et al.The effects of integrated care：a systematic review of UK and international evidence [J].BMC Health Serv Res，2018，18（1）：350.

[3] CHATZIPANAGIOTOU P，KATSAROU E.Crisis management，

school leadership in disruptive times and the recovery of schools in the post COVID-19 era: a systematic literature review[J].Educ Sci, 2023, 13(2): 118.

[4] DALTON-LOCKE C, JOHNSON S, HARJU-SEPPÄNEN J, et al.Emerging models and trends in mental health crisis care in England: a national investigation of crisis care systems[J].BMC Health Serv Res, 2021, 21(1): 1174.

[5] ELLIS H A.Effects of a crisis intervention team(CIT)training program upon police officers before and after crisis intervention team training [J].Arch Psychiatr Nurs, 2014, 28(1), 10-16.

[6] GABAY M.21st century cures act[J].Hosp Pharm, 2017, 52(4): 264-265.

[7] GOULD M S, CHOWDHURY S, LAKE A M, et al.National Suicide Prevention Lifeline crisis chat interventions: evaluation of chatters' perceptions of effectiveness[J].Suicide Life-Threat Behav, 2021, 51(6): 1126-1137.

[8] HELFGOTT J B, HICKMAN M J, LABOSSIERE A P.A descriptive evaluation of the Seattle Police Department's crisis response team officer/mental health professional partnership pilot program[J].Int J Law Psychiatry, 2016, 44: 109-122.

[9] JOHNSON S.Crisis resolution and home treatment teams: an evolving model[J].Adv Psychiatr Treat, 2013, 19(2): 115-123.

[10] JORDAN GULLEY L, ARIENTI F, BOSS R, et al.Mobile crisis teams: a state planning guide for medicaid-financed crisis response services[EB/OL].[2024-10-11].https: //www.tacinc.org/wp-content/uploads/2022/01/CHCF-Mobile-Crisis-Services-State-Planning-Guide-2021-01-24_Final.pdf.

练习与思考

1. 讨论文化背景、社会支持系统在心理危机干预中的作用及其对干预效果的影响。

2. 心理危机干预与心理援助,这两个概念的内涵和外延有何异同?如何区分二者定义的边界?

第三章　心理危机干预和心理援助理论与模式

　　心理危机是一个复杂且多维的现象，它涉及个体在面对生活挑战和压力时的心理状态和行为反应。有效的心理危机干预不仅需要对危机本身有深刻的理解，还需要掌握一系列理论和技术来提供及时、有效的帮助。本章节将围绕心理危机的基本理论、心理危机干预的理论与模式以及心理援助的工作模型展开探讨，旨在为危机干预实践者提供理论支持和实际操作指导。

第一节　心理危机的基本理论

　　没有任何一个理论或思想流派能够涵盖人类心理危机或心理危机干预系统的所有观点。亚诺希克（Robert Janosik）从三个不同的层面对危机理论进行概念化：基本危机理论、扩展危机理论和应用危机理论。詹姆斯（Richard K.James）对心理危机理论进行了概述，并讨论了基本的危机干预工作模式。本节将针对心理危机和危机干预的不同理论及模式进行简要介绍。

一、基本危机理论

　　基本危机理论（basic crisis theory）以社会精神病学、自我心理学和行为学习理论为基础，由林德曼于1944年最先提出，1964年卡普兰又对其进行了补充和发展。基本危机理论认为，所有人都会在其一生的某个时刻遭受心理创伤，人们在创伤性事件中所表现出来的普遍反应是正常的、暂时的，应激和创伤二者本身均不构成危机，只有在主观上认为创伤性事件威胁到需要的满足、安全和有意义的存在时，个体才会进入危机状态。干预的关键在于帮助危机当事人认识和矫正创伤性事件引发的暂时的认知、情绪和行为的失调。

林德曼的基本危机理论否定了当时盛行的"将心理危机反应视为异常或病态的、必须进行治疗"的观点。他主要关注因亲人离世导致的危机，针对那些没有明确病理诊断但表现出症状的人，帮助其提高处理危机的水平。他认为，个体在经历亲人死亡后出现的悲伤行为是正常的、暂时的，可以通过短期心理干预进行缓解。在基本危机理论中，林德曼强调丧亲后悲伤反应的即时解决，卡普兰进一步完善和补充了这一理论，将心理危机的构成扩展到整个创伤事件领域。卡普兰认为，危机是一种状态，而造成这种状态的原因是生活目标的实现受阻，且无法通过常规的行为或习惯克服。这些阻碍既可以是发展性的，又可以是境遇性的。在对心理创伤进行危机干预时，林德曼和卡普兰均采用平衡／失平衡模式。这一模式分为四个阶段：①紊乱、失衡；②短期的治疗或悲伤反应起作用；③当事人试图解决问题或悲伤反应；④恢复平衡状态。卡普兰将林德曼的概念和对危机干预的分期应用于所有发展性和境遇性事件，并将危机干预扩展到消除心理创伤带来的负性情感和行为，改变心理创伤所致的认知扭曲等活动。

二、扩展危机理论

1. 精神分析理论　应用于扩展危机理论的精神分析理论基于这样一种观点：通过获得进入个体无意识想法和过去情绪经历的路径，可以理解伴随危机的不平衡状态。精神分析理论假设，某些儿童早期固着（fixation）是一个事件发展成为心理危机的主要原因。在受到危机事件影响时，这个理论可以帮助当事人理解其行为的动力和原因。

2. 系统理论　系统理论的基本概念可以类比为"一个生态系统所有要素都相互关联，且在任何相互关联水平上的变化都会导致整个系统的改变"。贝尔金（Belkin）进一步指出，该理论"涉及一个情绪系统、一个沟通系统和一个需要满足系统"，系统内的所有成员都对别人产生影响，也被别人所影响。与仅将焦点集中于个体内部发生的变化的传统危机理论不同，系统理论采用人际关系系统的思维方式，从社会和环境的角度考察危机。

3. 适应理论　适应理论认为，适应不良的行为、消极想法和破坏性的防御机制对个体的危机起维持作用。该理论假设，当这些适应不良的应对行为转变为适应行为时，危机就会消退。打破功能适应不良链意味着变化到适应性行为，促进积极想法以及建立防御机制以帮助个体克服因危机导致的失能，并向积极的功能模式发展。

适应不良的行为是后天习得的，因此适应性行为也可以通过后天习得。在心理危机干预工作者的帮助下，当事人能够学会用新的、自强的行为取代旧的、懦弱的行为。这些新行为可以直接在危机情境中起作用，最终成功化解危机、强化当事人解决危机事件的能力。

4. 人际关系理论　人际关系理论以 Cormier 和 Hackney 提出的增强自尊的多个维度为基础，如开放、信任、共享、安全、无条件积极关注、同理心和真诚。人际关系理论的本质是，如果人们相信自己，相信他人，并且具有自我实现和克服危机的信心，那么个人的危机状态就不会持续很长时间。倘若人们将自我评价的权利赋予他人，他们就会依赖于别人才能获得信心。因此，一旦个体的控制权丧失，他的危机就会持续。

人际关系理论的最终目的是将自我评价权力交回自己手中，由此使个体获得掌控感，重新获得能力以采取行动应对危机境遇。

5. 混沌理论　混沌理论通常又被称为"混沌与复杂性理论"，由非线性动力系统原则衍生而来，适用于理解那些看似随机或杂乱无章但仔细研究却能揭示出某种内在秩序的系统或事件。当混沌理论被应用于诸如危机干预的人类功能活动时，实际上就是一种进化理论。它之所以是进化的，就是因为它本质上是一个完全开放、不断变化的"自组织"系统，一个可能会在危机中出现的新系统。在一个混沌情境比如危机情境中，当有相当数量的人开始意识到，他们无法确定方式或采用预先计划的方法无法解决眼前困境时，该情境就会演变成一个"自组织"模式。由于危机作为一个混沌情境完全不是任何已知的方案所能解决的，因此人类服务工作者必须通过自发的、试误式的试验来尝试应对危机。

6. 发展理论　由于许多危机都伴随着人类所经历的发展阶段而产生，因此发展理论必须在心理危机理论中占有一席之地。埃里克森（Erikson）、莱文森（Levinson）以及布洛克（Blocher）等发展阶段理论学家均认为，在各个生命发展阶段中个体的进展是至关重要的，如果某个特定阶段的发展任务没有完成，这些任务往往就会堆积起来并引发问题。当个体的需求和愿望与社会期望发生冲突，个体无法顺利进入下一个人生阶段时，危机可能就会产生。

三、危机人格论

为什么在相同的危机情境作用下，有的人无所适从，时时感到威胁的存在;有的人则镇定自若,善于应对,不需要进行危机干预。布罗克普(Prokop)对该现象进行了系统研究,并提出"危机人格论"。他认为,心理危机的发生,除了客观性危机情境作用外,还涉及面临危机的个体人格特征方面的问题。

危机人格论提出,容易陷入危机事件中并出现创伤的个体,在人格特征上具有一定的特异性:注意力明显缺乏,在日常生活中不善于审时度势,处理问题时只关注表面,从不考虑问题的实质,因此容易出现应付和处理不当的情况;在社会倾向性方面,表现为过分内向,沉默寡言,这种过分内省的人格特征,使他们在遇到危机情境时往往瞻前顾后,总是联想到事情的不良后果,所以常常需要他人的帮助和支持;情绪、情感不稳定,缺乏自信心,面临困难和挑战时总是依赖他人的援助,独立处理问题能力极差;解决问题时缺乏尝试性,行事冲动欠考虑,频频出现无效的反应行为。具有以上特征的人容易产生心理危机,是危机干预的主要工作对象。

(朱丽娜)

第二节　心理危机干预的理论与模式

一、心理危机干预的基本理论

(一)生态系统理论

危机干预的生态系统理论认为,危机是产生于整体生态系统之中的,灾难性事件能够影响和改变整个生态结构,造成生态组成系统的持久性损害。因此,仅仅处理危机幸存者的心理创伤是不够的,还需要大量有经验的人类服务与环境科学专家组成快速反应小队,努力恢复和稳定其与环境之间的平衡。

目前,生态系统理论正在迅速发展,在此过程中,以下三方面起了重要的作用。

1. 电子媒介的影响　一方面,电子媒介的影响是如此广泛,以至于地球每个角落发生的灾难和创伤性事件都会迅速传遍世界。另一方面,正是由于科学技术的巨大进步,现在我们能够比较准确地预测台风、火山爆发、地震、森林火险等灾难,并在一定程度上提前做好准备。

2. 系统的相互依赖　我们逐渐地认识到,不管多么希望把不愉快的问题隔离开来,延迟付出心理、社会、经济和环境的代价,事实上是毫无意义的。付出得越迟,将来要偿还的代价就越高,出现更大灾难的可能性就越大。

3. 一种宏观系统的方法　危机干预工作者逐渐懂得,如果危机没有有效解决,那么不仅当事人个人会受到影响,其周边的社会、经济和环境资源也会受到很大的破坏,且个体所在的整个生态系统也在劫难逃。

(二)综合理论框架

危机干预的综合理论框架由洛克伦(Hilda Loughran)于2011年提出,源于洛克伦在20世纪90年代末在"社区应对"小组中,针对严重的药物成瘾、健康教育等问题开发和传授危机干预模式和方法的成功经验,是从实践经验上升为理论总结,再以理论框架指导实践,最终归纳得出的关于危机干预的理论框架。综合理论框架是建立在各流派理论观点基础上的危机干预理论,对多种理解危机本质及干预方法的途径进行整合,形成统合模式。该模式以个人(潜意识、认知、情绪、行为)为中心,同时考虑个体生活中的家庭、社区、文化等因素,还纳入了影响个体及其家庭、社区、文化因素的社会、政治、经济系统,较为全面地反映了危机的概念及危机干预中的各类影响因素及其可能导致的干预结果。

在危机干预的概念上,综合理论框架以风险与机遇并存的观点阐释危机;在不排除危机事件重要性的前提下,将个体对危机事件的认识以及宏观系统的视角纳入到对危机主体的评估和确定中;在危机干预目标的确定上也立足于多理论的视角,结合危机情境、当事人个体因素乃至社会结构等因素进行分析,为从更广阔的视角介入干预提供了前提基础。另外,在危机干预的实践上,综合理论框架将宏观系统的视角纳入到经典危机干预中,提出了综合评估的重要性,引入危机咨询调查表,提出对当事人在危机中的四个主要方面(即风险和机遇、易感性和适应性、稳态和改变、个体和系统)进行评估,并强调依据危机进程采取针对性干预手段以及考虑"共同要素"(即参与者、治疗关系和治疗技术)的重要性。

二、心理危机干预的基本模式

莱特纳(Leitner)和贝尔金(Belkin)提出了三种基本的危机干预模式,即平衡模式、认知模式和心理社会转变模式。这三个通用模式为许多不同的危机干预策略和方法奠定了基础。本书也对该领域内其他实践模式进行了梳理和概括。

(一)平衡模式

平衡模式(equilibrium model)也称为平衡 / 失衡模式。危机中的个体通常处于一种心理或情绪的失衡状态,在这种状态下,原有的应对机制和解决问题的方法不能满足他们的需要。平衡模式的目的在于帮助当事人重新获得危机前的平衡状态。平衡模式最适合早期干预,这时人们已经失去了对自己的控制,分不清解决问题的方向,不能做出适当的选择。此时主要的精力应该集中在稳定当事人的心理和情绪,在当事人重新达到某种程度的稳定之前,不能采取也不应采取其他措施。例如,除非当事人认可活下去是值得的,而且这种想法已经持续至少一周，否则挖掘当事人自杀意念产生的深层原因没有多少好处。平衡模式可能是最纯粹的危机干预工作模式，一般在危机开始时使用。

（二）认知模式

认知模式（cognitive model）源于埃利斯的理性情绪疗法和贝克等人的认知疗法，该模式基于这样一种认识：心理危机起源于个体对事件的错误思维，而不是事件本身或与境遇有关的事实，与危机相关的自我挫败行为是当事人不良认知的结果。所谓不良认知，是指歪曲的、不合理的、消极的信念或思想，他们往往导致情绪问题和非适应性行为。认知模式的基本原则是：通过改变思维方式，尤其是通过意识到其认知中的非理性和自我否定部分，重新获得理性和自我肯定，从而使当事人获得对危机的控制。

认知模式中，认知是客观事件或外部刺激与个体情感和行为的中介因素，是可能引起个体心理危机的重要原因，因此危机干预工作者要以当事人认知方面的偏差和失调为干预的目标和切入点，通过认知重构、角色训练等技术使当事人调动自我潜能，恢复心理平衡。这一模式适合危机趋于稳定，并回到了接近危机前平衡状态的求助者。

（三）心理社会转变模式

心理社会转变模式（psychosocial transition model）认为人是先天遗传和后天学习以及社会环境共同作用的产物。社会环境和社会影响总在不断地变化，人们也总在改变、发展和成长，因此对危机的考察也应该从个体内部和外部因素（心理、社会、环境因素）着手。除了考虑危机当事人的心理资源和应对方式外，还要了解同伴、家庭、职业、社会环境的影响。心理危机干预的目的在于与求助者合作，把求助者的内部资源与社会支持和环境资源充分调动、结合起来，从而使当事人有更多可选择的解决问题的方式,重新获得对自己生活的控制感。同认知模式一样,心理社会转变模式也适合于达到较稳定状态的当事人。

(四) ACT模式

ACT模式是由美国学者罗伯特(Roberts)于"9·11"恐怖事件后,针对事件罹难者的干预而提出的,是一套连续的评估和干预策略,适用于突发性危机和创伤性危机的心理干预工作。其中,"A"是指评估(assessment),包括评定当前精神状态、有无紧急的医疗救治需求以及创伤评估,"C"和"T"分别指危机干预(crisis intervention)和创伤治疗(trauma treatment)。

该模式的实施通常包括七个阶段:①进行危机评估;②建立融洽关系;③确定主要问题;④处理感受和情绪;⑤寻求解决问题的各种方法;⑥制订并形成行动计划;⑦提供后续服务。七阶段干预模型简便易行,可操作性强,能够帮助危机工作者对处于危机或创伤性事件中的个体的心理状况做出快速评估和临床决策,有助于尽快解除个体的危机状态。此外,该模型注重个体自身的内在力量在危机干预中的作用,强调通过危机干预提高个体的心理复原力。

(五) 社会资源工程模式

这一模式是在给一些面临危机时的社会团体提供支持的基础上发展起来的,其目的在于当人力资源有限时,通过训练团体领导,提供及时的危机干预和减轻情感痛苦的服务,从而使团体内的心理健康资源得到最大的利用。这一模式也包括对其他人员如教师和警察的教育培训,是开发环境资源的成功尝试。

(朱丽娜)

参考文献

［1］JAMES R K，GILLILAND B E.Crisis intervention strategies［M］.8th ed.Boston：Cengage Learning，2017.

［2］孙宏伟.心理危机干预［M］.2 版.北京：人民卫生出版社，2018.

［3］LEITNER L A.Crisis counseling may save a life［J］.J Rehabil，1974，40（4）：19-20.

［4］BELKIN G S.Introduction to counseling［M］.2nd ed.Dubuque：William C.Brown，1984.

［5］ROBERTS A R.Crisis intervention handbook［M］.3rd ed.New York：Oxford University Press，2005：441-482.

［6］张美艳，佟月华.Roberts 七阶段危机干预模型述评［C］// 中国心理学会.第十二届全国心理学学术大会论文摘要集.济南：济南大学心理系，2009：486.

［7］曾红，刘翠莎.综合理论框架下的危机心理干预［J］.广州大学学报（社会科学版），2015，14（10）：52-58.

第三节　心理援助的工作模式

　　心理援助实施不仅涉及个体、群体与社会的不同层面，而且受到文化与国情的强烈影响。在我国，心理援助强调"以人民为中心"及多方参与的模式。它不仅关注个体的情感和心理需求，还试图整合社会资源，建立多方合作机制。心理援助的工作者一般与医疗、社工、教育等其他领域的专业人士紧密合作，以保证援助的全面性和有效性。这种跨界协作使得心理援助可以从各个角度应对个体问题，实现更为复杂的社会支持网络。在西方国家，心理援助往往更加强调个体的心理需求，依赖于完备的专业标准和法规框架，去创建个性化的治疗计划和干预方案。职业化程度较高，但具体的实施和管理较为分散，强调市场导向和个人选择。例如，美国的心理援助以动员全民、面向全民、全社会参与为特征，为不同细分人群提供心理服务，由专业的应急心理服务队伍和成熟的志愿者队伍提供服务。

我国心理援助工作起步于 20 世纪末，心理援助早期以零散和自发的形式存在于社会中，缺乏系统性和规范性。随着时间的推移，这一领域逐渐得到了政府的重视和支持。政府开始出台一系列政策文件，为心理援助工作提供了更为坚实的支持和保障。这些政策不仅加强了对心理援助服务的规范管理，还鼓励了专业人才的培养和心理健康知识的普及。我国二十多年的心理援助实践经验，也总结并形成了本土化的心理援助模式。下面重点介绍突发事件后心理援助的"时空二维模型"。

一、突发事件个体与群体心理应激的时空特点

由于突发事件具有不可预知性、不可抗拒性，且可能造成毁灭性后果，事件对个体和群体的心理和行为会产生巨大的影响或冲击。

（一）突发事件对个体心理影响或冲击的时间特点

突发事件发生后，个体和群体心理应激随着时间的变化表现出不同的特点。有关危机事件后心理应激的阶段已有大量的研究。依据我国突发事件后救援的特点，本文采用三阶段理论，即应激阶段、冲击阶段、复原阶段。

1. 应激阶段　主要指事件发生几天至一周左右，对应于救援行动中的救助时期。当个体受到外界强烈的危险信号刺激时，身体的各种资源被迅速、自动化地动员起来用以应对压力；由于事件的突发性，个体尚未来得及从理性层面思考

心理上的巨大冲击。因此,诸多心理问题以潜在的方式存在,或表现为一些身体症状,如头疼、发热、虚弱、肌肉酸痛、呼吸急促、腹泻、胃部难受、食欲不佳和四肢无力等症状。如不及时处理可能导致严重的心理问题甚至精神障碍。应激阶段的第一要务是生存,人们会联合起来对抗灾难或突发事件,个体会和救灾人员一起营救生命和抢救财产,表现出全力以赴、乐观和亲社会的行为。

2. 冲击阶段 一般是事件后两周至半年左右,对应于救援行动中的安置时期。此时,生存已经得到保证,身体防御反应趋于稳定,警戒反应逐渐消失,个体心理应激就在此时进入抵抗期:身体为了抵抗压力已在生理上做好了调整,然而,身体为了达到这种"正常"的状态付出了高昂代价,身体虽然能够很好地应付最早出现的应激源,却降低了对其他应激源的防御能力。各种各样的心身疾病或心理问题随之凸显。在一个月内,个体最为普遍的心理问题是急性应激障碍(ASD)。随着时间流逝,大多数经历突发事件的人们通过自我恢复,ASD症状会逐步消失并慢慢地恢复到灾前状态。但是,有相当比例的人群的症状很难通过自身努力和社会支持系统的作用而得到缓解,并由ASD发展成为创伤后应激障碍(PTSD)。如果在这一时期给予及时的心理援助,将会减少心理问题恶化的概率。

3. 复原阶段 一般在事件发生半年后,对应于救援行动中的重建时期。在这个阶段,大部分人恢复常态,但有一定比例的人群仍可能受突发事件阴影的影响,这种影响与社会已有的矛盾交织在一起,会产生一系列社会问题。此时需要执行长期的心理援助计划。如果压力持续出现,身体的衰竭期就会到来,持续时间可能是灾后几个月到几年。此时,如果没有其他缓解压力的办法,就会引发心身疾病、身体健康受损甚至防御能力崩溃。突发事件给人们心理造成的伤害往往是长期的，"5·12"汶川地震发生十年后，PTSD 症状检出率仍达 11%。人为突发事件引起的长期的心理创伤更为严重。

（二）突发事件对群体心理影响的空间特征

突发事件带来的巨大心理冲击或影响会随着人际传播，特别是通过现代媒介的迅速传播，而产生涟漪效应，最终在突发事件发生区域以外产生心理震荡。这种心理影响在空间上呈现出"心理台风眼"效应。中科院心理所的学者在重大突发事件发生后的一项社会影响研究中发现，从突发事件发生的中心地带向外扩散，突发事件的破坏程度一般是逐级减小，但是，社会公众对风险的认知或心理恐慌则表现出类似气象学中的"台风眼"现象。具体表现为非突发事件发生地的居民对灾难的风险知觉、恐慌程度和对灾情严重程度的担忧反而高于突发事件发生地的居民，随着主观判断所在地事件严重程度的增加（从非受灾、轻度受灾、中度受灾到重度受灾），公众对健康（发生大规模传染病的可能性）和安全（需要采取的避震措施的次数）的担忧反而随之减少。结合心理免疫理论和费斯廷格的认知失调理论，相关学者提出了突发事件"心理台风眼"假说。其主要观点是：突发事件后，在空间维度上，越接近高风险地点，对风险的感知程度则越低。2011 年，"3·11"日本大地震后福岛核泄漏事件，经过媒体传播，产生的心理恐慌直接引发了抢购盐、醋的风潮，再次表现出突发事件的"心理台风眼"效应。

根据"心理台风眼"效应，可以从空间上将心理援助分为三个部分：首先是突发事件中心。这一部分的心理援助对象主要是突发事件的直接受害者，他们亲历了生命和财产受到威胁的紧急情况，很多人失去生命、亲人，财产严重损失，受到的心理创伤最为严重。其次是突发事件的周边地带。这一部分的心理援助对象主要是灾难的次级受害者,他们体验到事件对人们生命和财产的威胁,并目睹受灾情况,心理恐慌度较高。最后是非突发事件发生区。这一部分的心理援助对象主要是社会大众。他们通过各种信息渠道,特别是新闻媒体了解到突发事件给经历者带来的巨大伤害。由于担心这样的事也可能发生在自己身上,他们对突发事件的风险知觉、恐慌和担忧程度都比较高。

二、基于时空二维框架的心理援助模型

为了有效地组织突发事件心理援助,根据事件对人的影响特点,可以从时间和空间两个维度来构建心理援助的工作框架(表3-1)。

表3-1　心理援助时空二维工作框架

阶段	事件中心区	事件周边区	外围区
应激期(救助阶段)	A	B	C
冲击期(安置阶段)	D	E	
复原期(重建阶段)	F	G	

基于这一工作框架,将突发事件心理援助工作的主要内容概括为下述七个方面。

1. 中心区的应激阶段(A)　主要任务是生命援救中的心理与社会支持,保证生存;其次,通过公众媒体,运用心理危机干预技术进行恐慌情绪的安抚;针对重点人群、创伤严重人员开展紧急心理干预。例如,"5·12"汶川地震中,救援官兵在解救被困群众、加速开展排险的过程中,不断与受困者对话,进行各种形式的鼓励,延迟心理衰竭的产生,从而加大生存的希望。

2. 周边地区的应激阶段（B） 事件周边的人们经历或目睹了灾难或突发事件现场，虽然没有构成生命伤害和财产损失（如"5·12"汶川地震时的成都地区民众），但在心理上受到惊吓，焦虑情绪明显，并担心灾难会再度袭来。因此，这一部分主要任务是对公众恐慌情绪的安抚，缓解大家恐慌、焦虑的情绪；其次，开展特殊人群的心理干预和心理支持；对灾害周边地区的群众进行灾后心理创伤应对的心理健康教育。

3. 外围区的应激阶段（C） 其他区的社会大众通过社会各种途径，特别是在自媒体发达的时代，大量信息事件现场信息的传播，让远离突发事件的人们在心理上也同样受到冲击，对自己的情况感到担忧，出现焦虑。这一部分主要任务是通过媒体、网络等信息渠道稳定恐慌情绪，缓解焦虑。信息的缺乏可能会导致大面积恐慌的产生；但是过于真实（惨烈）的画面也可能会对人造成冲击，甚至造成长期的负性影响。尤其对于儿童和青少年，他们的判断能力和认知能力尚未发展完全，在缺乏有针对性的正确引导时，可能会产生非理性的行为或者恐惧心理。因此，通过多种途径及时传递信息和进行合理报道、规范媒体行为非常重要。同时，需要面向大众开展心理创伤反应相关知识的科学传播和普及。

4. 中心区的冲击阶段（D） 这一时期，对于中心区来说，生存已得到基本保证，但会不断回溯突发事件发生的情景，极易产生 PTSD 症状和相关心理健康问题，甚至因为援助过程中的物质分配和补充政策等发生群体性事件。因此，应开展突发事件后心理问题评估，了解公众的心理创伤反应，并根据不同程度的反应发展不同的、针对性的心理援助模式，如心理创伤反应水平较轻者可以开展心理健康教育和团体辅导活动，稍重者需要接受专业的个体心理咨询和干预，严重者则需接受专业、长期的心理治疗，甚至辅以药物治疗；进行当地枢纽人群的心理干预能力培训；运用心理危机干预的专业知识，协助政府处理突发性的群体公共事件等。

5. 周边地区的冲击阶段（E） 个体的恐惧焦虑症状有所缓解，但也有可能出现产生 PTSD 症状和相关心理健康问题。需要对受中心区影响的各类人群进行心理筛查，确定优先帮助对象。可以通过设置固定或流动的心理辅导站，发放心理自助资料，对受影响的人群进行心理健康服务。特别需要加强枢纽人群培训和队伍建设，对教师、医生和公务人员等进行心理干预技能的培训和心理健康教育，使之通过自己的工作帮助更多的受灾群众。

6. 中心的重建期（F） 大部分人恢复常态，但少数人仍可能受突发事件阴影影响。应对持续出现问题的个体进行深度和持续的心理干预。经过之前两个时期专业心理干预的帮助和支持，尤其是枢纽人群培训和队伍建设，建立一线两网三级的心理援助服务体系，可以对有长期心理创伤反应的个体进行持续的心理干预，同时当地政府也已经具有了应对群体性事件的能力，并且能够预防群体性事件的发生。

7. 常态化区（G） 对于常态化区域，要通过此次突发事件的反应，建立突发事件风险分析和预警系统，特别是加强突发事件心理援助的预案，优化本地社会心理应急政策与规划；通过周年纪念等活动大力推广防灾教育，开展灾后逃生和救援演练等。

三、突发事件心理援助时空二维模型应用

基于时空二维的突发事件心理援助工作模型可以帮助组织者快速地制订目标，明确区分不同时间和空间范围内实施的任务，也可为长期开展突发事件心理援助奠定基础。

第一，该工作模型强调了突发事件后心理援助的阶段性任务。突发事件引发人们的心理应激症状的整个过程存在一定变化规律，巨大应激导致的心理创伤也有一定演化周期和关键时段。因此，突发事件心理援助与生命营救、物质救援不同。大规模心理援助实际是在突发事件发生后一段时间才开始。例如，在中心区的应激阶段，即突发事件刚发生后几小时到几天。这时候，人们还未充分认识到突发事件给自身带来伤害的深远程度，应激所带来的影响主要以机体自动化方式存在。巨大的应激产生的心理创伤正在演变之中。因此，在基于时空二维的突发事件心理援助工作模型中，明确了这一阶段的主要任务是在生命营救中给予受困者精神支持，安抚受灾群众由物质缺乏引起的恐慌情绪，救护由突发事件引发的重症精神障碍。而大规模的群体心理援助时机还未到来。如果这时，外界心理援助人员，特别是没有经过专业训练或培训的人员盲目地涌入中心区开展心理援助，不仅会增加中心区救援力量的负担，而且可能阻断突发事件中幸存者的心理自我修复，极有可能给他们带来二次创伤。

第二，该工作模型明确了开展突发事件心理援助的长期性。从心理创伤演化规律来看，突发事件给人们心理造成的伤害往往是长期的，据估计，在灾难一年之内，20%的人可能出现严重心理健康问题，他们需要长期的心理干预；有9%~11%的人甚至会终生出现PTSD症状。在"5·12"汶川地震发生后，中国心理学会曾向政府和社会呼吁，并提出"灾后心理援助二十年行动计划"。因此，在基于时空二维的突发事件心理援助工作模型中，将心理援助的主要工作突出地放在了重建阶段，并强调了应当通过这些任务达到创伤后成长和心理重建的目标。

第三，该工作模型强调了突发事件心理援助的准备工作。我国持证从业的心理咨询师已达 130 多万人，他们是我国开展心理援助工作重要的后备力量，但是心理咨询师队伍专业水平参差不齐，而且绝大多数没有进行系统的突发事件心理援助理论与技能的培训。同时，我国需要心理援助或心理安抚的人群往往数量众多，即使全部心理咨询师从事灾后心理援助工作也无法满足需求。因此，我国心理援助的队伍无论是数量或是质量都需要极大的提升，需要大力推进心理援助专业人才培养，并建立专业人才储备网络，以应对各类突发事件后巨大的心理援助需求。

（刘正奎　王靖伊）

参考文献

[1] GOUWELOOS J, DÜCKERS M, TE BRAKE H, et al.Psychosocial care to affected citizens and communities in case of CBRN incidents: a systematic review[J].Environ int, 2014, 72: 46-65.

[2] MCFARLANE A C, WILLIAMS R.Mental health services required after disasters: learning from the lasting effects of disasters[J]. Depress Res Treat, 2012, 2012: 970194.

[3] WILSON L C.A systematic review of probable posttraumatic stress disorder in first responders following man-made mass violence[J]. Psychiatry Res, 2015, 229(1/2): 21-26.

[4] LAM M H B, WING Y K, YU M W M, et al.Mental morbidities and chronic fatigue in severe acute respiratory syndrome survivors: long-term follow-up[J].Arch Intern Med, 2009, 169(22): 2142-2147.

[5] VAN LOEY N E, VAN DE SCHOOT R, FABER A W.Posttraumatic stress symptoms after exposure to two fire disasters: comparative study[J].PLoS One, 2012, 7(7): e41532.

[6] GULLIVER S B，ZIMERING R，CARPENTER G S，et al.The psychological consequences of disaster［M］.2nd ed.Massachusetts：American Psychological Association，2014.

练习与思考

1. 比较不同心理危机干预理论与模式的核心要素和应用场景。在实际工作中，如何根据个体的具体情况灵活运用不同的危机干预模式？请举例说明。

2. 结合突发事件后个体与群体心理应激的时空特点，试着自行绘制基于时空二维工作框架的心理援助模型，进一步加深对该模型理论及实务应用的理解。

第四章　心理危机干预和心理援助工作基础

　　无论是突发事件还是个体心理危机，迅速组建专业的心理危机干预和心理援助队伍，并有针对性地开展干预工作，能够及时有效地预防心理创伤的发生。心理危机干预队伍应掌握基本的核心理念、遵循基本的核心原则。干预工作者需具备专业素养，符合伦理要求，同时注重自身心理健康的维护，以确保能够以充沛的精力和热情投入到工作中。

第一节　理念、目标与原则

　　心理危机干预和心理援助是一种专业的心理服务形式，旨在帮助个体应对和克服面临的紧急或重大的心理困扰。其理念基于对心理健康的深刻理解，注重在紧急情况下提供迅速、有效的支持，以防止心理危机的进一步恶化。

一、心理危机干预和心理援助的核心理念

　　1. 迅速响应和介入　心理危机干预和心理援助强调对个体处于危机状态时的迅速响应。及时的介入可以防止问题的进一步恶化，减轻当事人的痛苦，并提供有效的支持。在危机时，时间是至关重要的因素，因此该理念强调迅速行动以保护当事人的心理健康。

　　2. 客观评估和风险管理　心理危机干预和心理援助注重对当事人状况的客观评估。专业干预者需要有效地评估当事人的状况，了解他们的需求和风险，并制订相应的干预计

划。风险管理是关键的一环，以确保在帮助当事人的同时最大程度地减少潜在的危险和损害。

3. 尊重和理解 心理危机干预和心理援助的理念强调对个体的尊重和理解。在处理危机时，干预者需要意识到个体的感受、价值观和文化背景，并在提供支持时保持敏感性。尊重当事人的个体差异，理解他们的独特需求，有助于建立信任关系，促进有效的干预。

4. 建立支持体系 心理危机干预和心理援助强调建立支持体系，包括家庭、朋友、社区和其他专业人士。在危机中，社会支持对个体的康复至关重要。干预者需要协调和整合各方资源，以创建一个全面的支持体系，帮助当事人更好地应对危机。

5. 心理教育和预防 心理危机干预和心理援助不仅关注当前的危机状况，还关注未来的预防和心理教育。通过提供相关的心理健康知识和技能，帮助个体更好地理解和管理自己的心理健康，预防危机的再次发生。

6. 跨学科合作 心理危机干预和心理援助的理念倡导跨学科合作。在处理危机时，涉及多个领域的专业人士，如心理学家、医生、社工等，各方需要共同合作，共享信息，以提供全面的支持。跨学科合作有助于更全面、多层次地理解和处理心理危机。

总体而言，心理危机干预和心理援助的理念是以关爱和关注为基础，通过迅速、客观、尊重的方式为个体提供支持，帮助他们渡过危机，重建心理健康。这一理念强调预防、支持体系的建立以及跨学科的综合干预，以实现个体在危机中的全面恢复。

二、心理危机干预和心理援助的目标

心理危机干预和心理援助的目标涵盖了紧急支持、情感调适、认知功能的恢复、社会支持网络的建立以及长期心理健康问题的预防。通过这些目标的实现，心理危机干预和心理援助不仅可以帮助个体度过当前困境，更能够长远地促进其心理健康的持续发展。

在实现这些目标的过程中，迅速响应和介入是至关重要的。心理危机干预和心理援助强调在危机时刻的及时干预，以防止问题的进一步恶化。通过及时提供有效的支持，可以帮助个体缓解急性的情绪困扰，减轻其身心负担，为后续的干预和康复工作奠定基础。

情感调适也是心理危机干预和心理援助目标的重要组成部分。危机事件往往导致个体情绪波动明显，可能出现焦虑、恐惧、愤怒等强烈情感。通过心理危机干预和心理援助，专业的心理健康专家可以引导个体认识并理解其情感反应，提供情感支持和情感调适技能的培训，帮助他们更好地应对情绪波动，降低情感痛苦。

此外，心理危机干预和心理援助着重恢复个体的正常认知功能。在危机时刻，个体可能经历认知混乱、思维困扰，甚至出现对现实的否定。通过认知干预手段，心理专业人士可以帮助个体理清思绪，重建对自己、他人和环境的正常认知，提升个体应对困境的认知能力，有助于更好地适应现实，减少认知上的负担。

社会支持网络的建立和加强也是心理危机干预和心理援助的重要目标之一。个体在面对危机时往往感到孤独和无助，缺乏有效的社会支持可能增加其心理困扰。心理危机干预和心理援助通过与个体建立支持性的关系，引导他们主动寻求社会支持，鼓励他们与亲友、同事等建立更紧密的联系，形成稳固的社会支持网络，提升个体应对危机的韧性。

最后，心理危机干预和心理援助的目标还在于预防长期的心理健康问题。通过及时的、全面的心理危机干预和心理援助，可以有效减少个体在危机后出现慢性心理问题的风险，预防创伤后应激障碍等心理疾病的发生。此外，心理危机干预和心理援助也有助于个体培养应对未来困境的心理弹性，增强其心理健康的整体素质。

三、心理危机干预和心理援助的原则

心理危机干预和心理援助的原则是一组指导性的准则，用以确保在处理心理危机时专业人士能够保持一致和有效的行动。心理危机干预和心理援助的一些核心原则如下。

1. 即时性（immediate response）　心理危机干预和心理援助的第一原则是迅速行动。在危机时刻，时间是至关重要的。及时的支持可以有效防止症状的恶化，减轻个体的困扰。专业人士应尽快响应，提供迅速而有效的干预，确保在紧急情况下提供适当的援助。

2. 个体尊重与权利（respect and autonomy）　心理危机干预和心理援助需要以尊重个体的尊严和权利为基础。专业人士应当尊重个体的自主权，尽可能在干预过程中保持个体的自由意志。通过尊重个体的选择和决定，心理危机干预和心理援助不仅能够提供更有效的支持，还能够建立起更加信任的关系。

3. 文化敏感性（cultural sensitivity）　在进行心理危机干预和心理援助时，专业人士必须考虑到个体的文化背景和价值观。不同文化对心理健康问题和干预方式可能有不同的理解和期望。因此，在提供支持时，必须充分尊重和理解个体的文化差异，以确保干预的有效性和可接受性。

4. 涉及家庭和社会系统（involvement of family and social systems）　心理危机往往不仅仅影响个体，还会波及其家庭

和社会系统。因此，在进行心理危机干预和心理援助时，需要考虑到这些系统的影响。与家庭成员、朋友以及社会支持系统的合作可以增强个体的康复力量，创造更有利于心理健康恢复的环境。

5. 透明与沟通（transparency and communication） 在心理危机干预和心理援助中，透明度和有效沟通是至关重要的。专业人士应该清晰地向个体解释干预的目的、过程和可能的效果。通过透明的沟通，可以建立起与个体之间的信任关系，提升干预的成功率。

6. 自我保护和自我照顾（self-care and self-protection） 心理危机干预和心理援助是一项精神和情感压力较大的工作，专业人士需要确保自己在处理危机时也能够保持良好的心理健康状态。自我保护和自我照顾是心理危机干预和心理援助的重要原则，以确保专业人士能够为个体提供最佳支持。

总的来说，心理危机干预和心理援助的原则包括即时性、个体尊重与权利、文化敏感性、涉及家庭和社会系统、透明与沟通，以及自我保护和自我照顾。这些原则的遵循有助于提高心理危机干预和心理援助的效果，确保专业人士能够在危机时刻为个体提供最为有效和全面的支持。

（宋海东　姚宏文）

参考文献

[1] VANCU G S.The psychological intervention in crisis situations[J]. Educația Plus，2023，32（1）：68-77.

[2] ÇALıŞ Z，BOZKURT H T，ALTıNBAŞ K，et al.Psychosocial interventions in emergency periods of disasters[J].Genel Tıp Dergisi，2023，33（4）：470-475.

[3] OLEKSII B，OLENA Z，ARMEN Y G.Psychological interventions in

the time of crisis[J].AAEE,2023,2(1):6-8.

[4] 王倩,郑珈辰,游琳玉,等.高校危机干预中的隐私权保护:保密与保密例外[J].中国临床心理学杂志,2023,31(4):909-913.

[5] TRIPATHI A,BRAHMA A,MALHOTRA S,et al.Clinical practice guidelines for assessment and management of patients presenting with psychosocial crisis[J].Indian J Psychiatry,2023,65(2):212-220.

[6] IRYNA D,SIMKO R T,OLEKSANDR H,et al.Psychological counseling of clients in crisis situations[J].Brain-Broad Res Arti,2022,13(3):104-118.

[7] OKSANA K.Socio-psychological support of mental health of the educational process participants in crisis situations(practical experience)[J].Social Work and Education,2023,10(1):35-46.

[8] STEEN C,WILLEMS A,STENE L,et al.Mental health and psychosocial support interventions to mitigate COVID-19 related mental health problems:a systematic review of reviews[J].Prehosp Disaster Med,2023,38(S1):s119-s120.

[9] SAMUEL K.Listen,explain,involve,and evaluate:why respecting autonomy benefits suicidal patients[J].Ethics & Behavior,2022,34(1):18-27.

[10] 于爱英,刘志国,张继春,等.重大灾难之下,如何切实有效开展心理危机干预和心理援助工作——"5·12"地震灾后心理危机干预和心理援助经验总结与思考[J].现代预防医学,2009,36(18):2.

第二节　心理危机干预与心理援助工作伦理

心理危机干预和心理援助工作中涉及多个伦理议题,这些议题对于确保干预的专业性和道德性至关重要。

一、专业胜任力

专业胜任力是心理工作中的一个关键伦理议题。心理危机干预和心理援助人员在进行干预时必须确保自己具备足够的专业知识和技能来应对危机情况，同时需要持续接受相关的培训和督导，以保持其专业能力的水准。

1. **基础知识**　心理危机干预是一门科学，仅靠常识和热情的劝说对处于危机中的当事人没有实质性帮助，可能还会引起他们的反感、阻抗，甚至造成再次伤害。心理危机干预和心理援助人员应具备广泛的知识，包括心理学、医学或相关专业(如精神病学、社会学)的基础知识。掌握普通心理学、发展心理学、社会心理学、人格心理学及心理健康与心理障碍等理论知识，了解神经生物学、精神病学等医学知识，能有针对性地协助当事人分析问题，了解矛盾和冲突的根源。同时，应运用广泛的社会知识和丰富的人生经历，结合专业知识引导当事人认识到真正困扰他们的原因，从而帮助其走出困境并促进人格成长。

2. **专业技能**　心理危机干预和心理援助人员需接受专业技能训练，掌握心理诊断、心理测验、心理咨询与治疗的操作技能，将咨询技巧与理论知识相结合并熟练地应用于实践。独立工作前，需在有经验的专业工作者的指导下，从事心理咨询或心理治疗的临床实践半年以上。心理危机干预和心理援助人员应能够使用共情等技术表达对当事人境况的理解并作出适度回应，掌握谈话内容，了解当事人的困境和心理发展变化；能够控制谈话方向，适时机敏地提出问题，引导当事人认识内心深处的症结；能够使用适当的方法矫正当事人的某些不良行为。此外，心理危机干预和心理援助人员应具备自我平衡的能力，能够在短时间内恢复内心平衡。

3. 危机培训经历　心理危机干预工作相比传统的心理咨询服务，对心理危机干预和心理援助人员提出了更高的要求，不仅要具备足够的专业知识和技能，还需要进行专门的心理危机干预培训。心理危机干预和心理援助人员应接受相关危机干预机构的培训，了解危机心理的特殊性，理解不同危机事件类型中受灾人群的反应，熟悉干预策略，防止不恰当的干预。心理危机干预培训工作使得心理危机干预和心理援助人员能更加专业、有效帮助危机当事人解决问题。部分危机干预机构已将心理危机干预的教科书纳入正规培训项目。心理危机干预和心理援助人员应明确分工，在管理人员的安排下，根据不同的危机类型和干预对象选择适合的援助项目，如危机干预、心理辅导、健康教育等。

关于心理危机干预和心理援助人员的专业胜任力在第五章还有更详细的陈述，胜任力的特征与评估请详见第五章第一节；胜任力的培养与督导请详见第五章第二节。

二、保密原则

保密是心理危机干预和心理援助工作中的基本伦理要求，但在危机干预中可能会遇到保密与上报的冲突。当涉及可能对他人或自身构成严重伤害的情况时，心理危机干预和心理援助人员可能需要在法律允许的范围内打破保密原则，及时上报相关信息以保护个体和公众的安全。

三、知情同意

知情同意在心理危机干预和心理援助工作中也是一个复杂的议题。在紧急情况下，获取当事人的知情同意可能会遇到困难,尤其是在他们处于极度情绪波动或认知功能受损状态时。

四、角色定位和角色冲突

角色定位和角色冲突是相关工作中常见的伦理问题。心理危机干预和心理援助人员在干预过程中可能会面临多重角色的期望,如支持者、顾问、协调者等,如何平衡这些角色以及避免潜在的利益冲突是一个重要的考量点。

五、转介与跟踪

转介与跟踪的问题也不容忽视。当心理危机干预和心理援助人员认为自己无法提供最佳的干预服务时,应及时将个案转介给更适合的专业人员。同时,确保对个案的跟踪和支持,以维护其福祉。

六、隐私保护

严格保护当事人的个人隐私,不随便向第三者透露个人信息。除此原则外,心理危机干预和心理援助的全过程还应从伦理的层面进行考虑。

1. 尊重生命与人的原则　尊重人格,尊重隐私权。在面对处于危机状态的个体或群体时,应尊重人的尊严,发扬人道主义精神,坚持以人为本,不能将当事人当作"试验品"。保密和尊重当事人隐私均出于尊重和避免伤害的目的,干预时要保护好当事人的隐私,妥善管理心理资料尤其是干预档案。

2. 当事人自愿选择的原则　尊重自主能力者的选择和行动权。当心理危机干预和心理援助人员认为当事人需要接受干预,而当事人并不主动甚至排斥时,心理危机干预和心理援助人员应以关爱的态度，通过相关人员了解情况，直到当事人主动接纳干预。在当事人的自我抉择行为影响其生命和健康时，心理危机干预和心理援助人员要坚持尊重生命与人的原则，尽力保护其免受生命或健康危险。

3. 保持诚实　危机发生后，各种信息甚至谣言会层出不穷，受助者可能会询问心理危机干预和心理援助人员相关信息的真实性与可靠性。应谨记：不要编造信息；不要提供虚假信息或虚假承诺；不要试图表现自己可以解决所有问题。正直诚实的职业精神十分重要。

4. 无伤害原则　在干预过程中，首先要最大限度地降低对当事人的伤害，恰当选择干预时机和方式，定期评估干预是否对当事人造成伤害。根据具体情况制订干预方案，尽力保证不伤害当事人的利益。

5. 让当事人受益的原则　严格执行前述所有原则以保护当事人权益，从当事人合法利益最大化的角度去开展工作，处理好短期利益和长期利益、个体利益与群体利益、局部利益与全局利益的关系，帮助当事人尽快恢复心理健康。

另外，在心理危机干预的过程中，要认识到心理危机干预是医疗救援的一部分，并非万能。某些问题可能需要其他类型的专业干预或长期治疗。同时要考虑个体的文化敏感性，在进行干预时要考虑到个体的背景，确保提供的帮助具有文化适宜性。

综上所述，心理危机干预是一个复杂的过程，需要专业知识、技能以及对社会支持系统的了解。心理危机干预和心理援助人员在实践中需要不断学习和反思，以确保能够在遵守伦理规范的同时提供有效的帮助。

（孙宏伟）

参考文献

孙宏伟.心理危机干预[M].2版.北京：人民卫生出版社，2018.

练习与思考

1. 在心理危机干预和心理援助的过程中，为什么迅速响应和客观评估是至关重要的？结合实际案例，讨论这些理念如何有效地帮助患者渡过危机。

2. 如何在心理危机干预和心理援助中兼顾个体尊重与文化敏感性？请讨论在多元文化背景下，专业干预者应采取哪些措施确保干预的有效性和可接受性。

第五章　心理危机干预和心理援助人员的基本素养

　　作为帮助和支持身处心理危机中的群体最有效的策略之一，危机干预已经日益成为临床心理服务的一个重要分支。危机干预其实是一项较为复杂和困难的心理治疗服务，极其考验危机干预人员的专业素质。由于身处危机的求助者往往处于非常危险的境遇，甚至具有极高的自伤自杀风险，因此进行危机干预也意味着沉重的责任。打铁还需自身硬，为了更好地担负起这一份责任，干预人员的基本素养，尤其是胜任力的培养越来越受到心理工作者们的重视。进行危机干预到底需要哪些专业素养？如何评估自己的水平是否足以胜任危机干预的工作？团队合作应在危机干预中扮演怎样的角色？对这些问题的思考与回答必将为提升心理危机干预效果添砖加瓦。

第一节　胜任力特征与评估

　　心理危机干预工作者不仅指精神科医师、心理治疗师及心理咨询师，还包括教师、高校辅导员以及社会工作者等等。和心理援助不同的是，心理危机干预需要助人者具有更专业的资质，且干预对象具有严重的应激症状。

　　心理援助则具有全民性的特点，除了以上三类专业性较强的主体，教师、社区工作人员、志愿者等都可以成为心理援助工作的力量，人数较为庞大，且不一定具有临床心理专业背景。心理援助的对象涉及每一个被危机事件波及的人。

关于心理危机干预人员和心理援助人员的胜任力特征的操作性定义及评估目前尚未达成共识，从现有文献中可以看到众多概括胜任特征核心要素的不同定义。

一、胜任力特征模型

Hoge 认为，胜任力特征是有效业绩所需的可测量的能力，由知识、技能、才干与人格特征组成。胜任力模型是指人们在担任某个角色或承担某项任务的过程中，所具备的影响工作有效性的知识、技能、特征等要素的集合体。

最具代表性的胜任力特征模型是冰山模型（图 5-1），冰山模型是关于人员个体素质的模型，由美国著名社会心理学家 McClelland 于 1973 年提出。其模型就是将人员个体的素质以水平面为界，知识与技能是可评估测量的部分，也是容易通过培训来改变和发展的部分，为水平面以上看得见的部分。而动机、特质、自我概念、态度、价值观难以测量，为水平面以下的部分，它们影响甚至决定个体的外在行为表现，且不太容易通过培训等影响与获得。

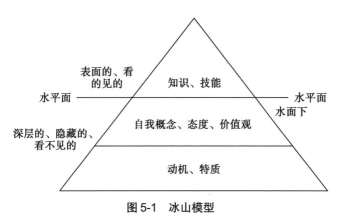

图 5-1　冰山模型

在冰山模型的基础上，McClelland 的同事 Boyatzis 提出了胜任特征的洋葱模型（图 5-2），把胜任特征表示为由里向外的渐进式的结构，其中最中间的是动机和特质，最外层的是知识和技能，其他层级如图所示。越靠近核心的层级，越不容易通过学习获得和被评价，而越往外围拓展的层级，则恰好相反。

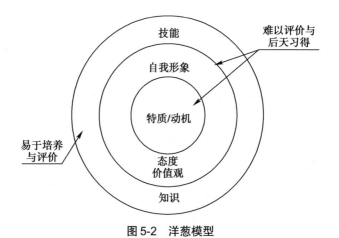

图 5-2　洋葱模型

除了以上的基本胜任力模型，国外学者们也对其他可能的胜任力特征进行了深入探讨。例如，如今讨论较多的当属 Rodolfa 等人提出的一个三维胜任特征模型，该模型的三个维度分别是：基本胜任特征领域、职能胜任特征领域、专业发展阶段，这些领域之间并非相互排斥，而是互相联系。

当前，我国也开始了胜任力特征的本土化探索和研究之旅，但目前并未看到针对心理危机干预人员胜任力特征的相关研究。樊富珉将心理咨询师的核心胜任力归纳为知识、技能和态度 / 价值观三个层面。吴垠认为心理咨询师的胜任力特征包括建立关系的基本态度、人际理解和洞察、弹性等9个条目的"鉴别性胜任特征"，以及利他性、建立关系的基本态度、人际理解和洞察等11个条目的"基准性胜任特征"。张爱莲提出心理服务人员的核心胜任特征包含一般特质、专业特质、知识修养、专业技能和职业伦理五个因素，编制了《心理健康服务人员核心胜任特征问卷》。

二、心理危机干预人员的胜任力特征

基于上述内容，心理危机干预工作者所需要的共性胜任力特征具体包括以下几方面。

1. 扎实的知识储备　心理危机干预人员需要具备的基本知识包括：常见心理问题典型症状，即是否了解心理问题、心理障碍的常见表现；心理咨询与治疗的基本理论和相关技能；心理危机干预工作所需要掌握的评估与干预技术。在从危机爆发到危机解决的整个过程中，对求助者的心理危机状况进行评估是危机干预工作的重中之重，评估主要可以从当事人的认知、情感、行为入手，了解其心理伤害严重程度、自伤自杀风险，是否有过度情绪化和失控、不合理想法、情感回避等问题。

2. 丰富的生活阅历和健全的人格特质　危机干预人员应该是"一个完整意义的人"，应该拥有丰富的人生阅历和多样的生活经验，并把这些资源运用到实际工作中。心理危机干预工作者对于危机当事人而言，所能提供的最有意义的帮助就是在应激情况下，创造相对稳定的、有利于恢复心理平衡的工作情境。这无疑需要从业者自身具有沉着冷静、稳定的心态，良好的心理韧性，快速反应的能力，富有灵活性和创造性。要在缺乏背景资料、问题不断变化、充满不确定性的情况下迅速做出反应和积极应对。

3. 健康的体魄和充沛的体力　危机事件往往是条件艰苦、混乱和惨烈的，干预人员不仅要处理复杂问题，还要应对危险环境带来的压力，确保自身状态良好，这需要健康的体魄和充沛的体力作为支撑。

4. 沟通协调能力　危机干预人员要掌握倾听和关注的技术，需要能够从受害者的角度理解其所处的现实环境，并帮助受害者尽快与自身的社会支持网络（如家庭、单位，甚至国家层面等）建立联系。同时，在危机干预的实施过程中，需要多部门之间的沟通协调。

5. 多元文化素养　心理危机干预工作要考虑到当事人的性别、年龄、民族、宗教信仰、文化程度、职业特点、经济状况、健康状况、性取向等方面，这是危机干预不可忽视的因素。因此，心理危机干预工作者需要提升多元文化胜任力和多元文化意识。目前被证明能够有效提升咨询师的多元文化胜任力的方法是文化沉浸体验，即帮助咨询师长时间沉浸在不同的文化里，挑战其现有的世界观，以提高其多元文化意识。除此之外，如果想评估多元文化胜任力，可选择多元文化咨询胜任力测量量表（Multicultural Counseling Knowledge and Awareness Scale，MCKAS）。

6. 自我关照与自我反思能力　心理危机干预人员需要有自我关照的能力，这里不仅仅指危机干预人员需要对干预过程的收获与不足有所思考，还包括要对自己的创伤以及创伤对自己产生的影响有所了解。增强自我反省能力的重要途径就是长时间接受有经验的咨询师或治疗师的督导。

三、心理援助人员的胜任力特征

（一）多元文化素养

1. 承认与理解　在对多元文化群体进行援助时，首先要承认多元文化的存在以及它对自己和他人的影响。其次，要充分地理解和尊重多元文化对受助者产生的影响，不轻易评判，也不要将自己的文化观念强加给受助者。

2. 保持敏感　心理援助人员应充分考虑受助者群体的地理差异（如文化背景、宗教信仰等）和人口学差异（如年龄、社会阶层、经济状况等）。同时也要注意自身的着装、语言、身体接触和举止等方面是否恰当。

3. 尊重受助者的文化背景、地域特色和宗教信仰　不同文化背景的人群看待事件的角度不同，比如面对死亡、丧亲和寻找某个事情的意义时。心理援助人员需要充分尊重宗教信仰对受助者的个人福祉以及心理健康的影响，允许他们用自己的文化和宗教信仰去应对危机和丧失。

（二）团队协作意识和沟通协调能力

心理援助工作人员需具备与多部门密切合作的能力。这不仅涉及心理援助团队内部的协作，还包括与心理危机干预专家团队、政府部门、其他救援团队的紧密配合。需要心理援助人员具有快速融入、沟通协调、团结协作的能力和意识。

1. 遵从组织部门的领导安排　心理援助过程中可能会涉及突发状况、人员转置等情况，援助人员应遵从上级政府部门的统筹安排，与上级领导、不同部门有效沟通、及时汇报。

2. 为受助者寻找社会支持网络　心理援助人员需要迅速反应，为受助者寻找社会支持性资源，并指导他们强化与社会支持性资源之间的联系。

3. 及时掌握所在组织和危机事件的相关信息　需要掌握的信息包括：① Who：谁建立或领导心理援助项目以及团队成员构成；②（For）Whom：心理援助的工作对象以及特征；③ What：危机事件是什么，环境中还有哪些危险；④ When：

危机事件发生时间，心理援助需要持续多久；⑤ Where：危机事件发生的地点、资源提供地点（如食物、饮用水等）、心理援助实施地点；⑥ How many：心理援助团队中人员数量以及可协作的同道；⑦ How：选择适合当前情况和受助者群体特点的技术、帮助受助者获取资源的方法。

（三）干预技能

心理援助人员不同于精神科医师、心理咨询师和心理治疗师。后三种群体对临床心理相关知识和技能掌握得较为全面，而心理援助人员无法提供临床心理辅导相关技能。但是，心理援助人员可以掌握几个简单的技能为受助者提供力所能及的人性化支持，同时也可以做好精神科医生、心理治疗师的协助工作。

1. 评估与转介

（1）评估能力：当心理援助人员发现以下五类群体时，就需要及时将受助者转介给医护人员、精神科医师和心理咨询师 / 治疗师：①生命安全受到严重伤害，需要立刻抢救的人；②由于悲伤、恐惧、担忧无法照顾自己或孩子的人；③想要伤害自己的人；④想要伤害别人的生命安全的人；⑤曾患有精神疾病或正在服用精神类药物的人。在为他们找到合适的帮助者之前，不要让他们独处。此外，心理援助人员应在充分评估的同时，允许当事人在安全的氛围中充分表达和倾诉当下的体验，给予相关支持。

（2）分级能力：受助者可以分为三类。第一类群体能正常应对危机事件，这可能由于他们具有强有力的社会支持，适应性的应对能力。第二类群体在危机事件发生后可能仅有轻微困扰或完全不受困扰，通过休息和非专业的支持即可缓解。第三类群体的身心已受到中重度损害，日常基本活动受到严重影响，出现了严重的应激症状，甚至有自伤自杀以及伤害他人的风险。心理援助人员的工作重点为第一类和第二类群体。工作人员可以对他们进行及时的人性化支持以及后期的随访。

（3）转介能力：如果受助者属于"分级能力"中的第一类群体和第二类群体，心理援助人员即可直接干预。需要注意的是，受助者一旦出现更严重的状况，如严重急性应激障碍、创伤后应激障碍（PTSD）、自伤自杀或攻击他人的风险，超出了心理援助的能力范围时，应及时将受助者转介给心理危机干预专家团队，进行系统干预和治疗。

2. 自我关怀能力　心理援助工作充满挑战，需要工作者具有充沛的体力和自我关照的能力。第一，应在条件允许的情况下尽可能生活规律，保持健康进食与充足的睡眠，合理的工作时长。心理援助人员需要减少酒精、咖啡因和尼古丁的摄入。第二，巩固和完善自身的社会支持系统，与同事之间相互鼓励与支持。第三，具备识别自身压力、共情疲劳和替代性创伤等方面的胜任力，及时关注自己的身心状况。通过适宜有效的压力管理和放松技术缓解每日高强度的工作压力，保持体力和身心的放松。第四，接纳工作中的"不完美"。危险现场情况复杂多变，工作应激和受助者的复杂情况都有可能影响援助人员的心态，援助人员应认可自己的工作成效，也需要接受工作中的局限与不足，甚至是遗憾。第五，任务结束后的自我调整与复原。在执行心理援助任务之后，要有相对充足的休息，以便恢复精力和体力。心理救援工作者在整个工作过程中经历了多种体验，也需要一段时间来慢慢整合这些体验。在休息和复原的过程中，如果发现自身状态难以调整，需要及时寻求专业支持，避免职业耗竭。

四、心理危机干预工作者的胜任力评估

1. Roberts 等人对胜任力评估给出了详细且具体的操作性定义。具体内容如下。

（1）胜任力评估必须带有发展的视角：这是评估所有胜任力的基础。评估需要注意到每个发展阶段相关的具体能力以及在不同发展阶段的同一能力的标准设定方面需要有所差异。

（2）胜任力评估需要考虑多样性：心理学的各个层面都需要考虑对多元文化的胜任力和敏感性。

（3）胜任力评估要兼顾形成性和总结性评估：形成性和总结性评价通常被认为是独立的过程，二者有所不同但是又相互补充。

（4）胜任力评估须有自我评估：胜任力评估程序应包括在培训初期开始的自我评估，并辅以外部评估（例如，督导的监测和反馈）。心理危机干预本身需要进一步发展适宜的自我评估模式，以确保在整个职业生涯中能够实施自我评估。

（5）胜任力评估应具有职业生涯视角：专业人员的评估模型应提供贯穿整个职业生涯的计划，指出在不同的职业和人生阶段哪些类型的评估是不同的目的所需要的。为了实现这一目标，应该有连续性的评估，教导专业人员如何在其整个职业生涯中持续评估其胜任力。

（6）评估的维度：胜任力评估应涉及多变量、多维度和多方法的考虑，并应包括专业发展各个层面的多个观点。

（7）胜利力评估中的双重角色问题：伦理评估过程的关键是要关注评估模型中是否存在双重角色问题，并要承认和管理这种角色冲突。也就是说，必须认识到评估过程的背景

和人际方面的问题，并对其加以改变。

针对胜任力的评估，根据 Bashook 的总结，现有的能力与胜任特征评估主要涉及知识评估、专业决策评估、工作表现与个人特质评估、实践技能或任务评估。知识评估通常采用标准化考试。专业决策评估是考察从业人员针对个案能否做出恰当的决策，目前所用考核方式主要是基于书面个案、模拟个案、真实病人或被评估者自己的案例报告的面试。工作表现与个人特质评估考察的是实习生或从业人员在具体实践中的真实表现，评估方法包括评价者通过反复观察对被评估者的一般能力做出整体评判、督导叙事性的总结报告等。Petti 总结了连续十年利用结构化案例报告法对心理学博士生临床胜任特征的评价。在心理危机干预人员的胜任力评估方面，目前尚没有统一化的方法，研究人员一致认为没有一个单一的胜任特征评估模式能够评价所有的胜任特征。

目前国内的胜任力评估大概包括三个来源：督导师 / 专家评估、来访者调查和心理治疗师自评。在这三个来源中，使用较多的是治疗师自评和督导师 / 专家评估。因为涉及保密、知情同意等因素，针对来访者的调查相对较少，实施会更困难一些。但不同评估来源容易导致胜任力评估标准不统一，且有研究表明，从业人员自评和外部测评结果之间关联不明显，自评的准确性不高，与实际效果缺乏一致性。此外，来访者调查和督导师 / 专家评估，也有一些主观性偏差。

由于心理危机干预的胜任力的复杂性，对其评估也非常困难，不仅要评估知识、技能和态度等多方面的能力，还要考虑其受教育、受训和实践情况；评估工具需要清晰、客观、有足够的信效度，并需要以公开、透明和一致的方式组织实施。

值得注意的是，能力评估的最佳途径应该具有多特质、多方法、多对象的特点。"多特质"是指评估应针对所有的胜任特征领域及相关的知识、技能与态度；"多方法"则是指除了通常采用的纸笔测验与督导评价外，还应更多地采用工作样本（例如，录音录像、治疗报告、研究档案）评价和直接观察；"多对象"是指采用全方位评价来对从业人员进行综合考察，包括通过督导、同事、下属、来访者以及被评价者本人收集评估资料。

2. 在危机事件干预人员的胜任力评估方面，除了评估每种胜任力之外，还可进行整体性测量，以下提供几种适合危机干预人员的胜任力评估方法。

（1）咨询胜任要素量表（Counseling Competencies Scale，CCS）：CCS 共 32 题，使用两种测量方式和五点评分（有害的、低于预期、接近预期、达到预期、超过预期）。第一部分由第三方评审观看一段咨询录像后对受训者使用咨询技巧的能力评分，共 12 题。第二部分由督导师或者培训负责人对受训者在实习中所展现的专业能力进行总体评价，包括专业特点和专业行为。而其随后的修订版 CCS-R，可以分为两个因子，分别为："咨询技术"因子（12 题）和"咨询专业特点和行为"因子（11 题），信效度良好。

（2）情境匹配测量工具（Vignette Matching Assessment Tool，V-MAT）：V-MAT 测量 9 个胜任要素（咨询、评估、个案概念化、认知行为干预、伦理态度和行为、科学家 - 实践者能力、专业性、心理测试、督导中的表现），每个要素均有 4 个情境，分别对应从"初学者"到"胜任"的四个阶段，共 36 个情境，督导师用评分软件评价只需 12 分钟。在打分时，屏幕上随机呈现某一要素所对应的"初学者"情境。督导师使用V-MAT 时反馈良好。V-MAT 是丰富胜任力评估方式、改善胜任力评估信效度的创新。

（3）心理健康服务人员核心胜任特征问卷：在国内开发的心理咨询师胜任力评估工具中，适用所有情景的只有张爱莲和黄希庭编制的《心理健康服务人员核心胜任特征问卷》。用于编制该问卷及检验问卷信效度的初始研究样本量大且涉及领域比较齐全，参与到研究各阶段的样本总量高达七千人，且覆盖到高校、科研机构、医院和私立心理咨询机构多个领域。其次，该研究所使用的方法和数据评估来源较为多样，研究方法综合使用了访谈法、文献法、调查法等多种方法；评估来源既有资深专家、心理健康工作者，还有来访者。尤其值得称道的是，该研究对胜任力指标做了结构层面的归纳和确定，将心理咨询师和心理治疗师的胜任力特征归纳成一般特质、专业特质、知识修养、专业技能和专业伦理五个层面，比较清晰明了。

（4）受训者评估表（Trainee Evaluation Form）：受训者评估表是目前国内心理咨询师培训和考核中广泛使用的胜任力评估工具，该量表要求被评估者根据与同水平咨询师的比较来衡量自我表现达到自我预期的程度，以此来间接反映被评估者的胜任力水平；量表目前虽还未有明确的信度和效度指标，但在国内有广泛的应用基础，且其独特的测评理念"比较自我预期"，更加符合胜任力的定义，其通俗易懂的文字描述也在实践中广受好评。

（5）临床能力进展评审（Clinical Proficiency Progress Review，CPPR）：这是一种有代表性的口头和书面案例报告的评审方式。中国心理学会注册系统也将书面案例报告作为评审材料。学生在答辩前提交一份案例报告，然后进行一小时的口头答辩。督导评分使用六点计分，条目涵盖测量、案例概念化、干预方法、关系、自我评估和专业表达能力。学生对 CPPR 有非常高的满意率，认为通过评审能够收获建设性的反馈。但目前仍缺乏检验 CPPR 的内部一致性、结构效度和评分者一致性的研究。

（6）360 度评价法：这也叫多信息源评估，是集合多个来源的评分者(例如，领导、同事、下属、顾客)、系统性对受评者行为绩效和态度进行评估的一种方法，包括设计阶段、执行阶段和评价阶段。有实证研究证明，无论在商业领域还是健康领域，360 度评价法都具有较高的内部一致性和评分者信度。目前 360 度评价法已经成为欧美医疗机构考核医疗人员的重要方法。

五、心理援助人员的胜任力评估

根据 WHO 对心理援助人员培训工作的要求，心理援助人员在前往危机事件发生地点前要进行至少 4~5 小时的心理援助培训。如何能知道在培训后心理援助人员是否具有以上胜任力呢？以下有三种方式能够较好地评估心理援助人员是否具备所需的胜任力。

1. 课堂提问　在进行完每一阶段的培训后，培训人员须及时询问心理援助人员本节所强调的内容，对知识和技能进行及时回顾。心理援助人员也可以借此机会来查看自己是否具备本节的胜任力要求。

2. 模拟演练　该评估方法适合应用于培训时间较为充裕的情况。若时间充裕，培训人员可以在每一节知识讲述完毕后进行场景模拟演练，如此能够让心理援助人员真正地把理论与实践相结合。若心理援助人员能够在模拟演练中成功胜任，在一定程度上说明该心理援助人员具有基本胜任力。

3. 测验评估　以上两种评估方法较为主观，同时需要培训人员具有一定水平的判断能力。WHO 在培训教材中提供了基本评估测验，共为两部分。第一部分为课前课后测验，为自评问卷；第二部分为情景判断题，有标准答案(表5-1~表5-3)。

表5-1　课前课后测验

课前课后测验					
日期：					
请把最合适的数字圈上以评估你……	很低	低	中	高	很高
1.支援经历灾难或极度紧张形势的人的能力	1	2	3	4	5
2.安全地做好准备并进入危机情况的能力	1	2	3	4	5
3.识别受困扰并需要支援的人的能力	1	2	3	4	5
4.于帮助受困扰的人时应说什么和做什么的知识	1	2	3	4	5
5.根据文化背景，提供支持性聆听的能力	1	2	3	4	5
6.把受危机事件影响的人与所需服务、资讯和亲人联系的能力	1	2	3	4	5
7.识别并协助可能需要特别关注的人的能力	1	2	3	4	5
8.于帮助受危机事件影响的人时不应说什么和做什么的知识(以免造成进一步的伤害)	1	2	3	4	5
9.于帮助受危机影响的人时照顾自己和支持你的团队成员的能力	1	2	3	4	5

表5-2　情景判断题

请为下列陈述选择最正确的答案(是或否)		
以下哪些陈述对曾经历危机事件的人而言是正确的?	是	否
1.大部分受影响人都会患上精神疾病		
2.大部分受影响人需要专门的精神健康服务		
3.大部分受影响人能通过他们自己所拥有的支援和资源从困扰中恢复过来		

续表

曾经历很令人困扰的事件的人们，以下哪些行为对他们有帮助？	是	否
4. 请他们讲述有关其创伤经历的细节		
5. 花时间去确保进入危机事件现场是安全的，即使你必须立即行动		
6. 讲述其他受助于你的人们的故事，使你面前的受影响人不会感到只有自己在面对困境		
7. 提供任何安慰的话语去令受影响人们感觉好一点（例如你的房子将会很快获得重建）		
8. 只说你清楚的消息（例如，关于情况或服务），以及不虚构你不清楚的资讯		
9. 批判受影响人的行动和行为（例如说：你之前应该这样说/做……），使受影响人不会重蹈覆辙		
10. 寻找更多有关情况和可提供的服务的资讯，使你可以协助受影响人获得所需		
11. 告诉受影响人他应该有何感受（例如说：你应该感到幸运，事情其实可以更差）		
身为向他人提供援助的工作者，你应……	是	否
12. 问受影响人有何顾虑，即使你觉得你已经知道他们有何顾虑		
13. 将儿童和可提供支持的看护者安排在一起		
14. 将精神集中于你正在帮助的人，尝试忘记自己所需直到危机情况过去		
15. 照顾自己，定时休息，并和你信任的人讲述你的助人经历		

表5-3 情景测验题参考答案(供指导员使用)

1	否
2	否
3	是
4	否
5	是
6	否
7	否
8	是
9	否
10	是
11	否
12	是
13	是
14	否
15	是

综上所述,在危机事件发生后,我们不仅需要专业的心理危机干预团队,也需要全民性的心理援助参与进来,共同给予受助者支持。这两者的专业胜任力都要求相关人员具备尊重、诚实、坚韧等特质,但心理援助所需胜任力的专业水平略低于心理危机干预。心理危机干预人员和心理援助人员都是危机事件后的重要力量。

(刘　竞)

参考文献

[1] HOGE M A, TONDORA J, MARRELLI A F.The fundamentals of

workforce competency: implications for behavioral health[J].A dm Policy Ment Health, 2005, 32(5/6): 509-531.

[2] RODOLFA E, BENT R, EISMAN E, et al.A cube model for competency development: implications for psychology educators and regulators[J].Prof Psychol Res Pr, 2005, 36(4): 347-354.

[3] 樊富珉.心理咨询师核心能力之我见[J].心理学通讯, 2018, 1(3): 177-180.

[4] 吴垠, 桑志芹.心理咨询师胜任特征的定性研究[J].中国心理卫生杂志, 2010, 24(10): 731-736.

[5] 世界卫生组织, 战争创伤基金会, 世界宣明会.心理急救: 训练现场工作者的指导员手册[M].日内瓦: 世界卫生组织, 2013.

[6] 世界卫生组织, 战争创伤基金会, 世界宣明会.现场工作者心理急救指南[M].日内瓦: 世界卫生组织, 2011.

[7] PETTI P V.The use of structured case presentation examination to evaluate clinical competencies of psychology doctoral students[J]. Train Educ Prof Psyc, 2008, 2(3): 145-150.

[8] 吕韵, 刘梦云, 顾天意, 等.临床与咨询心理学专业人员胜任力的评估方法[J].心理科学, 2024, 47(1): 237-245.

[9] 郭其辉, 曾艺欣, 王建玉, 等.心理咨询师胜任力现状及其相关因素调查[J].心理学通讯, 2023, 6(2): 88-95.

[10] Accreditation Council for Graduate Medical Education.Toolbox of assessment methods: a product of the joint initiative[J].ACGME outcomes project, 2000, 1: 2-21.

第二节　胜任力培养与督导

人们通常仅在问题已演进至危机的地步时才会选择寻求心理支持, 或是由于不愿或不敢寻求外界帮助而让问题逐渐恶化，最终引发严重的后果。在实践中，心理咨询的工作几乎都是起始于危机干预。心理危机干预人员和心理援助人员在实施相关工作的过程中，除了需要扎实的理论知识和专业技能外，其个人特征对于危机干预效果的影响也值得关注。近年来，胜任力在职业测评领域有着广泛的应用，并且也成为了心理工作者职业研究的热门话题。通过培养高水平的胜任力，能够帮助危机干预人员和心理援助人员在其专业能力范围内，结合自身的教育、培训和督导经历以及工作经验，为适宜人群提供科学有效的专业服务。

一、心理危机干预和心理援助人员胜任力的培养与构建

从胜任力的冰山模型和洋葱模型中可以看到，胜任力的隐形部分是鉴别胜任力的核心，更能体现工作优异者的特点。然而，在当前心理危机工作者的培养体系中，大家总是会将重点放在专业知识和技能的培养上，忽略了心理工作者个人的特质与动机对胜任力的影响。如果说夯实的专业知识与技能是心理危机工作者能够及时有效地将干预对象从死亡线上拉回的一道防线，那么工作者自身的从业道德、个人特质以及职业理念则是保证他们能够维持高效工作、预防职业倦怠的不竭动力。从这一角度出发，在心理危机干预和心理援助人员胜任力的培养这一命题上，我们既需要保持对专业性的强调，也需要重点关注危机工作者的职业理念、个人特质等。

（一）心理危机干预人员专业理论和技术的学习

1. 基础理论学习　在通过心理危机干预热线进行心理危机干预的干预者培养体系中，在招聘时会首先选择拥有医疗、心理咨询学历背景的人，面试合格后，再对其进行相关培训：理论授课、考核，最后考核合格后进入心理热线实战。案例研究是另一种可以有效提升危机干预者专业知识的途径，

通过分析成功的和具有挑战性的心理危机干预案例,从中提取经验和教训。

在高校和中小学中,往往由专/兼职咨询师承担起心理危机干预工作。所有咨询师都需要接受心理学、精神卫生、危机干预、创伤处理等基础知识的学习,尤其是异常心理学的课程训练,确保干预人员具备扎实的理论基础。同时,各个学校都应有特定的危机干预工作原则、体系、流程等,涉及学校内部统一的理论建构、工作衔接、家校沟通等内容。

2. 实践技能学习　工作者如果仅限于言传身教或者知识轰炸,那么危机干预的胜任力就难免流于形式。为了不断地检验、调整和巩固自身的胜任力,工作者更需要切实的行动去建构危机干预相关的发展性技能。

(1) 增加实习经验:在心理危机干预热线岗位上,危机干预人员会在理论考核通过后进入心理热线实战,采取先"跟诊"后实践的模式,在"跟诊"的过程中学习拥有丰富干预经验的其他工作者是如何进行危机处理与干预的。同时,心理热线也会进行全程录音,干预人员可以通过听录音找不足,之后进行改进,并且有对应的指导老师进行一对一督导。

高校和各中小学,以及心理咨询机构在对危机干预人员胜任力的培养方面,则强调危机干预技能需要从实践中培养。学校的所有咨询师需要有专科医院实习经历;一些心理咨询机构则会要求新手咨询师先接受为期三天的危机干预培训,之后转为线上进行危机预防,咨询师可以通过在网上筛查表达自杀意愿的帖子,对相关人员进行主动联系、主动干预,这一过程中配有督导。总而言之,做好危机干预需要在实践中不断练习、加强相关技能。

(2) 干预技能的学习:从危机干预实战出发,危机干预人员需要掌握的能力是非常细化的,比如要会分析危机的成因、掌握如何评估危机、学习干预危机的会谈技术，以及危机事件发生后，针对自杀后的干预、哀伤辅导和自杀传染的预防等。这些能力的培养可以从以下几个途径入手。

一是模拟训练。通过模拟真实的心理危机情境，让干预人员进行角色扮演，实践干预技巧，比如如何稳定求助者的情绪、如何进行有效的沟通等。

二是情绪管理。培训干预人员须学习如何识别和理解他人的情绪，以便更好地应对心理危机情况。由于在危机干预的过程中，干预人员可能会由于共情过度而影响到自身理性客观的判断，因此教授干预人员如何照顾自己的情绪健康也是很重要的。

三是建设发展性的沟通技能。培训干预人员与不同文化背景的求助者进行有效沟通的能力，了解不同文化、社会背景下个体的心理需求和表达方式。同时还有很重要的一点是，培训干预人员如何与求助者的家庭和社区进行有效的沟通和合作，以提供更为全面的支持。

危机干预是从实践中培训出来的，干预工作者也是在实践中摸索、学习、接受培训，然后去处理，在处理中提升自己的能力。经过这样一种不断循环的过程，才能成为相对合格的危机干预者。

（二）心理援助人员专业理论和技术的学习

心理援助人员与心理危机干预人员相比，具有多主体甚至全民性的特点，社会心理服务基层人员、心理健康教育科普宣传人员等都可视为心理援助的主体，因此在专业资质的认证上并不作过高的要求，但同样需要系统学习心理学的基础知识，包括心理学理论、心理咨询技巧、心理评估方法等。鼓励心理援助人员参加定期的工作坊、心理培训课程，以及在线资源学习，不断更新、巩固自己的知识和技能，以适应不断变化的援助需求。

在实践技能的学习方面，由于心理援助是一项长期的工作并且服务的对象较广，可以扩充到每一个受到突发事件影响的个体，并且要求能够提供长期的心理支持，帮助个体处理各种心理问题。因此，对于心理援助人员而言，需要更广泛的心理学教育和实践训练，经验的积累非常重要。心理援助人员可以通过参与实习、志愿服务等方式，在专业指导下参与心理援助实践，增加与求助对象的接触，通过处理实际问题来提高自己的实践能力和应对复杂情况的能力。实践经验也可以帮助心理援助人员将理论知识更好地应用到实际工作中。对于更加具体的实操技能的学习，通过参加突发危机事件心理援助的专业培训、角色扮演、案例分析等方式，可以帮助心理援助人员提升相关技能，增强对求助者情感的理解和共鸣能力，从而使他们能够更加贴近求助者的内心世界。

（三）个人特质以及职业理念

1. 个人特质　个人特质指的是身体的特征以及对环境的持续反应，主要包括个体的人格特征和认知特质。对于从事心理危机干预与心理援助的工作者而言，共情力和亲和力是极其重要的两项个性特征。无论是在危机干预还是心理援助工作中，心理工作者都经常需要通过表情、躯体语言等去展露出对人的关心，干预人员及时共情求助者的痛苦，会让求助者感受到来自干预人员的专业素养和关心，感受到有人在感受自己的痛苦，自己的痛苦将有处可诉，从而也会更加积极地反馈，这种反馈又会进一步让干预人员更有动机想办法去帮助求助者。因此，具备这些特质才有可能胜任危机干预或心理援助工作。同时，从人格视角来讲，较强的抗压能力以及稳定的情绪特质也是十分必要的，如果干预人员的性格过于敏感、情绪波动较大，或是抗压能力较低，那么从事危机干预相关工作面临的挑战性就比较大，极其容易陷入心理内耗，对工作的胜任力感知也必定会受到影响。除此之外，危机干预可能需要干预人员 24 小时待命准备处理危机，心理援助工作中以心理热线援助工作为例，需要心理援助人员随时准备面对并处理求助者的强烈情绪压力。这种长期性以及工作本身的艰巨性，更需要工作者做到坚强、果断、自信与耐心。

心理危机工作者为了准确、规范和有效地开展相关工作，应具备以下几种认知特质：一是对心理问题的敏感性。对于心理咨询师以及心理健康教育从业者，在日常与来访者相处的过程中，需要保持对来访者"异常"心理与行为的警觉，以便对来访者的心理问题及早进行预防或者干预，在危机真正发生前就将其转化为能预防可控的内容。当危机事件发生时，也需培养干预人员对导致干预对象"异常"行为发生的原因的敏感性，从而针对性地对其进行干预与支持；二是心理问题的选择性注意能力，干预人员需从积极的、平常的、发展的视角看待求助者，有的放矢地关注求助者的心理和行为；三是问题解决能力，培养危机干预人员和心理援助人员以科学的态度对待心理危机，在危机爆发的急性期，聚焦于"从失衡到恢复平衡"，再以"化危为机"为目标开展后续的心理援助工作。做到从心理科学的原理出发，兼顾社会标准与个体发展要求，理性地对问题所在形成表征与理解，把握问题的过去、现在和将来，在此基础上确定适宜的改善或矫正方法。

2. 形成具有真实感、意义感和指导性的危机干预信念　正如胜任力模型所指出的，个体的自我概念和动机是模型最核心的内容，可以预测个人工作上的长期表现。因此，若要培养和发展危机干预人员和心理援助人员的胜任力，应从信念形成这一步开始，提升自我的个人动机水平。心理危机干预往往是通过调动个体自身潜能来重建心理平衡状态，这种调动自身潜能的过程本质上是帮助他人重新认识自己的过程，那么作为一名有胜任力的危机干预工作者，理应做到在帮助他人之前先更好地了解自己本身。一方面，干预人员可以回顾自己的学习经历与成长经历，通过相关的心理测验了解自己的心理特征，形成一个客观、积极的自我概念；另一方面，针对心理危机干预这一项工作，引导干预人员深入思考自己对这份职业的感受与期待，理解心理危机干预的目的是什么？"我"的危机干预过程应如何开展？"我"期待什么并且最想从这一份职业中收获什么？通过对自身以及职业本身的关注，可以挖掘出危机干预人员内心最根本的个人动机，同时也帮助干预人员在遇到工作困境时能够及时调整心态，提高胜任力水平。

这种对自我状态以及工作期待的觉察同样适用于心理援助人员。除此之外，对于心理援助人员而言，了解自己的限制也是非常重要的。心理援助工作者应深刻理解心理援助的长期性和广泛性，确保援助工作能够持续、系统地进行，而不仅仅是短期的应急响应。在心理援助的不同阶段，求助者的需求在不断变化，鉴于心理援助人员自身所接受的培训是有限的，所对应的就是需要认识到自己的能力也是有限的，不能解决所有问题，也不能满足所有人的需求。接纳这种有限性，并专注于做自己能做和能做好的事情，可以帮助心理援助人员避免过度压力和职业倦怠。同时，他们也需要学会寻求和利用资源，与他人合作，以提供更全面和有效的心理援助。

二、心理危机干预人员胜任力的督导

"督导"一词来源于英文"supervision"，直译为监督管理。

心理督导则是协助从事心理相关职业的人员提升工作能力与心理素质的一种工作模式,是指学习者在有经验督导者的指导帮助下完成心理工作、提高自身专业水平的过程。心理督导也是心理行业的同行们分享临床知识、澄清思路、提升技巧的学习过程。

在心理危机干预中,尤其是对于那些新手干预人员而言,他们会接触大量新鲜的心理专业知识、接触求助者等,这是向"专业"转变的第一步,也是暗藏风险最多的一步。受职业特性的影响,大部分危机干预人员在初次处理危机事件时,较多会体验到:缺乏自信心,不确定自己将采用何种干预方式与咨询技术,不确定干预是否奏效,常常害怕自己失去对于干预过程的控制,害怕干预失败会带来自己无法承受的后果,对无法改善求助者的生活而产生无力感,被求助者的阻抗所激怒,以及对于干预过程中自己的失误感到羞愧,等等。由此可以看到,在危机干预的过程中,稍有处理不当,就会体验到强烈的挫败感,甚至有可能击垮职业信心与胜任感。这种情况下,接受督导就成为心理工作者实现成长的关键点之一。接受心理督导对提升危机干预人员的胜任力有着重要的意义,对干预人员自身心理健康的维护也起着不可替代的作用。

首先,在严重的危机干预中,不仅求助者忍受着身心上的痛苦,干预人员同样会受到创伤情绪的感染,体验到与求助者类似的创伤反应,也就是说出现了替代性暴露或替代性创伤。在危机干预的过程中,由于共情和同理心的产生,干预人员往往会把自己放在求助者的视角上,看到求助者的世界,体验到求助者的情绪。这在帮助干预人员照顾求助者的身体及心理体验的同时,也容易使干预人员自身受到影响。如果处理的危机与自身经历有重叠的话,干预者甚至会出现过分的感同身受而难以脱离的情况。多项临床观察的研究结果已揭示,在心理治疗中,治疗者的替代性创伤对治疗者本身带来了负面的影响。显然,替代性创伤的出现不论是对危机干预人员自己的心理健康,还是对于危机干预的效果而言都是十分有害的。针对这一现象,接受心理督导一方面可以帮助危机干预人员做到及时的觉察,督导者带领干预人员探索与自我概念相关的背后原因,从自身的价值观念、知识架构、自我效能感等自我议题入手分析应当如何更好地应对替代性创伤的出现,通过帮助干预人员认识和维护自己的界限,把自己和创伤拉开距离;另一方面,由于这种创伤性的暴露体验与特定的环境因素有关,特别是干预人员与当事人的互动过程,督导者便可以通过带领干预人员重现干预的细节,发现特殊情况的出现,从而帮助干预人员增加特殊情况下的应对策略,避免下次危机干预过程中干预人员再次陷入孤立无援的困境。最重要的是,接受督导的过程也为经历了替代性暴露或创伤的干预人员提供了一个获得外部支持的途径,在这一过程中,干预人员的一切情绪都被接纳,也能通过倾诉的形式找到调节自己情绪的方式、获得情感支持。

其次,由于长期面对高度压力和情感困扰的工作环境,心理危机干预人员的职业枯竭是一个重要且普遍的问题,它不仅影响个人的心理健康和幸福,也会降低工作效率和质量。因此,在督导的过程中,对干预人员职业倦怠感的处理也是重中之重。职业枯竭是指因工作时间过长、工作量过大、工作强度过高所经历的一种疲惫不堪的状态。专业成长不够是导致危机干预人员容易出现职业枯竭的原因之一,由于专业技能和咨询经验还不足,在遇到难以处理的问题时,干预人员常常会给自己很大的心理压力,并且很容易自我卷入到求助者的境况之中,长期下来,干预人员的个体情绪和情感都会处于极度疲劳的状态,情感资源出现枯竭。对此,接受督导可以使干预人员关注自身的成长和发展,干预人员通过与督导者一起对案例进行探讨,可以获取一些新的未曾注意与掌握的点,从督导者的经验中学习,进而有效提高自身干预技能。面对在干预过程中曾经出现的失误,督导者也会帮助干预人员寻找原因并修正干预策略,从而保证下一次干预的效果与效率。这对于危机干预人员的成长是极其有益的,从职业中的获益也将帮助他们提升自我效能感,最深层次的动机水平也会相应地获得提高。除了专业成长,自我期望过高也是导致职业枯竭出现的另一重要原因。当选择走上危机干预这条职业道路时,许多干预人员都期望着能通过自己的努力帮助求助者调整心理状态。然而,这种期望应该与自己的实际能力相匹配。现实中有些干预人员往往希望自己能够解决求助者的所有问题,一旦遇到挫折或干预失败,便会受到巨大的打击。因此,督导者也会带领干预人员重新思考自己对这份职业的认识、新的期待,帮助干预人员在期待与现实情况之间取得平衡,能够根据自己的实际能力合理地设置自我期望值。当工作效率较低时,督导者会鼓励干预人员重新树立工作目标,设定清晰的职业行为边界,从而帮助干预人员保持工作热情,减少职业枯竭的产生,这也必定会带来胜任力的提高。

最后,危机干预的过程与生命、死亡紧密相连,当危机干预者面对生死问题,尤其是在频繁地处理他人的生死危机后,或是发现自己无法有效改善求助者的生活时,他们可能会对自己的生命意义和职业价值产生深深的迷茫和反刍。以往有研究发现,在探讨危机干预督导中受督导者对督导师的期待时,受督导者表现出期待危机干预督导师能够抱持生命至上的生命态度,这从侧面反映出在危机干预过程中,干预人员对生命意义的反思。面对这一议题，在实际的督导中，督导者往往会向干预人员提供关于生死的教育和讨论，帮助他们理解生命是一个过程，死亡是生命的一部分。通过深入了解生命的循环和规律，危机干预人员能够更好地定位自己在干预过程中的角色和使命。同时，督导者也会通过强调干预人员的专业能力和对社会的贡献，帮助干预人员重新看待和意识到他们的工作对于社会和他人的重要性，从而进一步帮助他们再次找回自己的价值和意义感。此外，危机干预督导的特殊性使得督导者的生命态度会通过督导过程传递给受督导者，这就提示督导者需要检视、主动培养和完善自我生命态度。

如果说危机干预过程是求助者从干预人员那里获取支持与"治疗"的互动，那么督导则是干预人员与督导者的一次"来访"与"咨询"。与心理咨询和治疗的过程一样，督导过程也应该有相应的设置。这种设置使督导过程具有一种恒定的行为模式或框架，从而保证督导在尽量不受督导双方态度或其他因素影响的适宜条件下进行。良好而有效的设置有利于发现与督导过程有关的潜意识动机或冲突，借此可以帮助被督导者觉察在其实施危机干预过程中的相似问题。同样地，在督导者与被督导者的关系中，我们也需强调：第一，督导并非简单地对被督导者提出一些建议与指导，而是一个督导者与被督导者之间充满情感且复杂的互动过程。这是督导双方的一个学习联盟，就像心理治疗中的治疗联盟一样。这个学习联盟将经受与心理治疗中的医患关系类似的考验。第二，被督导者与督导者是同事之间的关系，而不是医生与患者之间的关系。因此，督导实际上是在一定的限制下进行的，也就是说不可像分析患者那样深入，但也不能把被督导者当成一般的同行以满足自己的交流欲望。第三，督导者应尽量避免在督导中有意或无意地将自己的理论倾向强加给被督导者，使其成为自己的追随者。

心理危机干预人员和心理援助人员的胜任力培养是一个系统性、持续性的过程。通过对胜任力模型的阐述，我们明确了从事相关心理工作所需具备的关键能力和素质，把握这些胜任力培养与构建的关键要点可以帮助危机干预人员和心理援助人员不断提升自己的胜任力，从而更好地应对各种复杂的心理危机情况。同时，对于心理危机干预人员而言，接受专业督导也是确保干预质量的关键环节。实施有效的培养措施，加之心理督导的保驾护航，为我们打造一支高素质、专业化的心理危机干预和心理援助队伍注入了不竭的动力源泉。

（安媛媛　任志洪）

第三节　团队合作

在面对危机时，团队合作是至关重要的。心理危机通常涉及多个层面和因素，如个人心理、家庭环境、社会支持等。一方面，团队合作可以帮助团队成员更全面、深入地了解危机的复杂性，从而制订更有效的干预策略；另一方面，包含了多个领域的"跨系统团队"合作能够为建设心理危机干预的专业干预机制和运作机制保驾护航，从而推动心理危机干预工作的创新与发展，帮助处于危机中的个体恢复心理健康水平并增强适应环境的能力。

一、心理危机干预和心理援助人员团队合作的关键要素

（一）共同目标的明确

无论是在危机干预还是心理援助中，团队成员都需要明

确共同的目标。这个目标应该是明确的、可衡量的，并且能够让每个成员都感到投入和认同。共同的目标可以使团队成员保持一致，减少内部分歧，并提高团队的凝聚力。同时，明确的目标也可以为团队提供方向，使得团队在危机处理和援助过程中更加有序和高效。

（二）明确角色与责任

在心理危机干预和心理援助中，团队成员需要明晰相关工作的整体性、系统性和全面性特征，明确各自的角色与责任，协同开展心理危机干预和心理援助工作；了解各自在团队工作中的优势和短板，根据各自的专长和能力进行分工合作，从而能够在团队中发挥出自己的优势。

（三）沟通与信息共享

在危机干预和心理援助中，团队成员之间的沟通是至关重要的。团队成员需要及时、准确地传递信息，分享求助对象的实时状况。沟通也可以帮助团队成员了解彼此的工作进展和需求，协调各方资源，以及及时地调整策略和行动计划。团队成员之间应该建立起开放、透明的沟通渠道，鼓励积极的信息共享和反馈。

（四）相互支持和信任

在心理危机干预和心理援助过程中，团队成员之间需要相互支持和信任。危机情况下，团队成员同样也可能会面临着巨大的压力和挑战，相互支持可以帮助他们保持积极的心态。由于危机干预需要干预人员 24 小时待命，随时准备处理危机，在这种长期的压力状态下，干预人员很容易产生倦怠感和耗竭感，甚至会出现明显的身心反应。对于心理援助人员而言，工作本身持续性、系统性的特点也会造成身心上的巨大消耗。在这些情况下，个人独立工作并不可取，团队支持与信任特别重要，心理危机相关工作人员需要从团队中获得专业成长和精神情感上的支持。

（五）分享经验与反馈

团队成员之间定期分享经验并且进行反馈，这可以帮助成员总结经验和教训，发现问题和不足，从而确保团队在应对危机时能够不断学习和改进。反馈的过程其实也是一个接受督导的过程，干预人员应该保持谦虚和开放的态度，通过在团队中交流提升自己的专业能力，提高自身危机处理的能力和效果。

二、团队合作与协作在心理危机干预与心理援助中的重要性

（一）对干预效果的提升

1. 团队合作提供了多元化的专业知识和技能　心理危机干预与心理援助涉及的知识和技能非常广泛，包括心理学、精神病学、社会工作等多个领域。团队合作能够集结来自不同领域的专业人才，每个团队成员都具备各自的专业知识和技能，通过合作和协作，能够确保干预措施既全面又专业，从而为相关工作提供独特的视角和解决方案。

2. 资源共享与整合　团队合作意味着资源的共享。团队成员可以共享信息、知识和经验，能够快速响应危机事件，从而制订有效的干预计划，提高干预效果。此外，团队合作还可以确保在资源有限的情况下，使资源能够得到最合理的分配和利用。

3. 统一的理论构架和实践流程　团队合作往往意味着在危机出现时，团队内部的整个危机干预流程的每一步工作、每一个环节都是标准化的、确定的，这可以帮助团队成员越来越成熟，对于咨询和干预的流程也越来越流畅，团队内部的协同合作趋于系统性。

(二) 减轻危机干预人员的压力

1. 分担工作负担 团队合作可以明确分工、协调行动，每个干预人员在团队中可以专注于自己的任务和责任，避免重复劳动和资源浪费，工作负担分摊到多个成员身上，因而减轻了单个干预人员的压力和负担。

2. 提供情感支持 心理危机干预和心理援助工作往往具有较大的压力和挑战性。团队成员之间可以相互支持和鼓励，互相提供情感支持，从而有助于缓解工作压力和焦虑情绪。

3. 促进工作满意度 团队合作与协作能够通过增强工作动力、提高问题解决效率、分担工作压力以及提供学习和发展机会等方式，有效地促进工作满意度。尤其对于心理危机干预者而言，实施危机干预和危机预防的过程需要一定的理论知识和专业技能，对此，团队合作提供了与其他专业人士交流和学习的机会，进而帮助干预人员提高自己的技能和知识。这种持续的学习和发展可以让危机干预人员感到自己在不断进步和成长，增强自己在处理危机事件时的效能感和胜任力，从而在工作满意度上也会得到明显提高。

三、模式协同：多主体形式的"团队"合作

心理危机干预和心理援助并非独立的系统，它存在于与外系统和宏系统各种因素的互动之中。从这个视角入手，团队合作不仅局限于相关工作人员这一群体的内部合作，也强调各个系统（例如，政府、社会、家庭、学校等）之间的合作与联结。

在高校、中小学学生心理危机干预工作中，以"政府引导、学校主导、家庭配合、社会参与"为理念，整合卫生、教育等政府部门，医疗机构和社会组织等资源，组建多学科团队，以学生综合行为数据库为基础，建立动态危机预警系统，

开展心理监测、评估、预警和干预、支持性服务等工作，形成"家—校—社"协同的心理危机干预共同体，被认为是学校顺利开展危机干预工作的关键。在构建这一协同干预模式的过程中，改变主体意识，形成合作共识是先决条件，同时还应重点建构以下工作机制。

一是建立多部门危机干预联动机制。针对面临危机问题的学生家庭，组建由街道（社区）、学校、公安、教育、民政、妇联等部门联动的关爱帮扶小组。这一小组将负责督促、指导家长履行家庭教育主体责任，构建起"家—校—社"密切配合的"横向到边，纵向到底"的社会支持网络。

二是建立区域资源整合机制。在区域层面组建一个由学校、医院、教研机构等领域专家组成的支持团队。该团队将共同规划、实施、指导、培训、研究和考核评价学校的心理健康教育工作，确保心理危机干预和相关危机事件的处置工作能够高效进行。

三是建立医院学校合作机制。学校可聘请临床心理医生担任学校心理健康指导专家，并与专业医院建立深入合作关系，以加强对学校教师的培训和心理危机干预的指导。同时，畅通医院和学校对心理危机问题学生的干预和转介通道，有效开展心理援助服务，推动危机干预等心理健康教育工作。

心理危机干预和心理援助工作的复杂性和多变性，使得团队合作显得尤为重要。在未来的相关工作中，我们应该继续加强团队建设和合作，不断提升团队的凝聚力和战斗力，以更好地应对各种心理危机挑战。同时，多主体形式的"团队"合作也开始走进我们的关注视野，这种跨领域的合作能够汇聚更多的资源和智慧，为心理危机干预与心理援助提供更加全面和深入的支持。

综上，心理危机干预是一项对专业素养要求极高的工作，干预人员不仅需要具备扎实的专业知识和丰富的实践经验，还需拥有出色的共情力、亲和力等个性特质和人格特征。这些基本素养在心理危机干预和心理援助中都具有重要意义，它们共同构成了干预人员有效应对危机、提供心理援助的基础。同时，对于干预人员而言，接受专业的督导以及团队合作也是不可或缺的，它们为干预人员的职业发展保驾护航，只有当干预人员自己获得了坚实高效的成长时，才能带领求助者走得更远。

（安媛媛）

参考文献

[1] 高霞，刘小洪，李翔.中小学生心理危机干预的家校社协同创新研究——"家校社协同工作现状"的调查报告[J].教育科学论坛，2023（29）：20-24.

[2] 梁黛婧.大数据驱动的大学生心理危机干预"校—家—社"协同机制研究[J].教育观察，2023，12（32）：7-10.

[3] 杨欣，刘衍玲，陈旭.学校心理健康教育工作者胜任力及培养[J].中小学心理健康教育，2011（17）：4-6，10.

[4] 周蜜，赵嘉路，贾晓明.高校危机干预督导中受督导者对督导师的期待[J].中国临床心理学杂志，2022，30（6）：1492-1496，1503.

[5] CUNNINGHAM M.Impact of trauma work on social work clinicians: empirical findings[J].Soc Work，2003，48（4）：451-459.

[6] FLANNERY R B，EVERLY G S.Crisis intervention: a review[J].Int J emerg Ment Health，2000，2（2）：119-125.

[7] MCLEAN S，WADE T D，ENCEL J S.The contribution of therapist beliefs to psychological distress in therapists: an investigation of vicarious traumatization, burnout and symptoms of avoidance and intrusion[J].Behav Cogn Psychother，2003，31（4）：417-428.

练习与思考

1. 尝试用思维导图的形式列出培养心理危机干预人员的胜任力可以从哪几方面入手。

2. 回顾自己的学习经历与成长经历，尝试通过相关的心理测验了解自己的心理特征。假想自己已经成为一名危机干预人员，请深入思考自己对心理危机干预这一职业的期待与理解，并在纸上具体写下"我"期待什么以及最想从这一份职业中收获什么？"我"将如何使自己成为一名更具胜任力的危机干预人员？

3. 掌握心理危机干预人员团队合作的关键要素，小组模拟并且讨论在一个心理危机干预团队中自己扮演的角色是什么，以及自己在团队中应该承担起怎样的责任与义务。

第六章　心理危机干预和心理援助中的创伤共情耗竭

在实施救援的过程中，心理危机干预与心理援助人员在目睹灾难的发生或者他人的伤亡时，也会出现与当事人类似的创伤性体验，而且在救助的过程中，由于频繁体验到悲伤、恐惧等情绪，他们会因自我情绪调节失衡而对他人苦难表现出创伤共情耗竭（traumatic empathy depletion），即替代性创伤（vicarious trauma）与"共情疲劳"。创伤共情耗竭会使个体的工作效率和心理健康都受到严重干扰。干预工作者需要了解创伤性体验和共情疲劳的发生原因和主要表现，以便及时调节、防范损害，以保持良好的工作效率和心理健康水平。

第一节　认识替代性创伤与共情疲劳

一、替代性创伤

（一）概述

1. 替代性创伤的概念　替代性创伤（vicarious traumatization，VT）是非直接遭受创伤的个体在与创伤受害者互动时，间接感受到创伤性体验，从而出现严重身心困扰的现象。

替代性创伤这一概念最早由 McCann 和 Pearlman 在1990 年提出，他们认为替代性创伤对个体最大的危害在于影响了个体对整个世界的认知图式。通常，替代性创伤容易发生在救援人员中，是助人者与受助者在互动过程中形成的，常是助人者难以避免的职业创伤风险。

替代性创伤对个体的影响是整体性的,不仅会诱发多种身心问题,还对人生意义、价值等个人信念产生持久的负面影响,并且降低助人者的工作效率和积极性。替代性创伤会使得个体出现类似创伤后应激障碍(PTSD)的多种心身症状,如厌食、睡眠障碍(难以入睡、易惊醒)、噩梦、易激惹或易发怒、容易受惊吓,难以集中注意力。同时,替代性创伤会让个体看待自己、他人和世界的看法发生负性的改变,认为世界变得不安全和不可信任,个体的价值观系统面临着巨大的挑战,如因缺乏安全感而失去了公平感和信心,怀疑自己的职业选择,出现社会性退缩、感情迟钝、职业倦怠,甚至成为助人者离职的主要原因。

引发替代性创伤的外在因素主要有目睹他人生命受到威胁或死亡、自身损伤、灾难事件的刺激、救助任务的失败等。内在因素通常被认为与救援者的共情能力有关,也与个人的性格、能力、自我效能感等人格因素有关,人际关系和社会支持等环境因素也与替代性创伤的发生及严重程度密切相关。

2. 替代性创伤的常见人群 一般来说越接近灾难现场的人员,遭受替代性创伤的风险就越大。容易发生替代性创伤的职业人群主要有灾难救助者、心理专业人员、急救医护人员等。此外,那些与遭受暴力、虐待的受害者一起工作的助人者也容易发生替代性创伤。

(1)现场救援人员:现场救援人员一般包括专业救援人员和医务人员。专业救援人员如消防员、军人、救援志愿者等,他们直接参与现场救援,为了努力抢救人民群众的生命和财产,专业救援人员需要不断挑战生理极限,其心理上也感知到重大压力。同时,专业救援人员与也受助者一样处在危机的环境中,也会出现紧张、恐惧、悲痛等情绪,致使他们身心极度紧张。在高强度的救灾工作中，也极易出现体力不支、疼痛、眩晕等躯体症状，同时在救援工作中，也会出现内疚、自责等负面情绪。参与救援的医务人员在危机环境和面对伤亡者时，也同样容易出现替代性创伤症状。

（2）危机事件的相关参与人员：在各种危机事件中，与本事件相关的目击者、家人、社区人员等也很容易发生替代性创伤。这些人员与受灾者有同样的恐惧、绝望、痛苦等情绪，并且会参与到救助工作中，也会失去既往的安全感，从而发生替代性创伤。

（3）媒体工作者：危机事件中，媒体工作人员通常也会亲临一线进行现场采访，在编辑图片和撰写新闻稿件时又可能会重新回忆创伤的场景，反复产生应激体验，也会出现各种各样的创伤性反应，如闪回、焦虑、抑郁、进食障碍和睡眠障碍等。

（二）替代性创伤的临床表现

研究显示，灾后干预与援助人员心理危机问题的发作期一般在 3 个月后，其中半年后为高发期。一项研究显示，在地震灾区进行心理干预的志愿者在灾区工作一个月后，半数以上人员出现了不同程度的创伤性心理反应。替代性创伤的主要临床表现如下。

1. 应激性心身症状　替代性创伤会表现出一系列应激性心理症状和躯体症状。心理症状主要包括注意力不集中、情绪不稳定、做噩梦，或头脑中出现闯入性创伤画面，或者对自己所经历的一切感到恐惧；躯体症状主要包括易疲劳、食欲减退、体力下降，头痛或胃肠道反应等。

2. 内疚、绝望等负性情绪　当救援任务进展不顺利或者不成功时，干预与援助人员常会出现焦虑、绝望等负性情绪，还会因为救援任务失败而产生无力感和抑郁情绪。尤其是危机干预过程中出现人员伤亡时,干预与援助人员会产生强烈的内疚感,甚至会产生羞愧、羞耻的消极情绪。

3. 职业倦怠和耗竭 在危机干预过程中,干预与援助人员一方面需要应对自己情绪上的波动、另一方面又要不断与求助者有情感上的沟通,当出现沟通困难和自己情绪耗竭的时候,就会出现个人成就感下降,也会伴随动机缺乏、失望和自我价值感低等现象,甚至会质疑自己的职业价值和工作意义。

4. 社会性退缩 如果应激性的症状和负性情绪等状况没有得到及时缓解,替代性创伤反应进一步加重,则可能会出现人际适应方面的问题,如人际关系中的亲密感下降,对人敏感和不信任,产生社交回避、人际疏离等行为。部分干预与援助人员在回到正常生活中后出现人际交往方式的变化,如不再喜欢与他人接触和交流,常把自己孤立起来,情感淡漠或迟钝,出现社交退缩和回避,这都可能是替代性创伤的表现。

(三)替代性创伤的测量量表

1. 继发性创伤应激问卷(Secondary Traumatic Stress,STS) 该量表来源于职业生活质量量表(Professional Quality of Life,ProQOL)。ProQOL 主要用于测量心理学家、社会工作者、救灾工作人员以及其他助人者等专业人士的生活质量。STS 是其中的分量表,用来测量继发性创伤应激。STS 共 10 个条目,采用 Likert 5 级计分法,从"非常不符合"到"非常符合"分别计分为 1~5 分。中文版 STS 在护士群体中的信效度良好。

2. 创伤性压力信念量表(Traumatic Stress Institute Belief Scale,TSI) 该量表由 Pearlman 于 1995 年编制,主要包括安全感、信仰、自尊、自控和人际交往 5 个分量表,用来综合测量受试者的世界观及认知图式被破坏的程度，通常用来反映助人专业人员的替代性创伤现象。该量表共 80 题，采用 6 级评分，从"1= 完全不同意"到"6= 完全同意"。既往研究证实 TSI 具有高的效度指标。

3. 事件影响量表（Impact of Event Scale，IES） 该量表由 Horowitz 等人（1979）编制，是被广泛应用于检测 PTSD 的工具，包含闯入（intrusion）、回避（avoidance）和警觉（hyperarousal）3 个分量表。该量表共 22 个项目，采用五级计分，信效度较高，目前被广泛应用于灾后心理障碍和治疗效果的评估。

4. 灾难救助者替代性创伤问卷 该量表由韩雪（2009）编制，用于评估灾难救助者的替代性创伤发生情况，主要分为生理反应、情绪反应、行为反应、认知反应和生活信念 5 个分量表。该量表共有 38 个条目，采用五点评分，问卷得分越高表明其所受替代性创伤越重，该量表信效度较好。

5. 创伤与依恋信念量表（Trauma and Attachment Belief Scale，TABS） 该量表由 Pearlman 于 2003 年在创伤性压力信念量表（TSI）的基础上重新修订而成。该量表从安全感、信任、自尊、控制和人际交往这五个维度综合测量了心理助人者的世界观和认知图式被破坏的程度。该量表有 80 个条目，由 10 个分量表组成，采用 6 级评分，从"1= 非常不赞成"到"6= 完全赞成"，分数越高，代表认知受破坏程度越严重。该量表信效度良好。

二、共情疲劳

（一）概述

1. 共情疲劳的概念 共情疲劳（compassion fatigue，CF）是指助人者在频繁或长期帮助遭受痛苦或创伤的受助者后，对受助者出现的一种心理冷漠感。表现为工作倦怠及继发性创伤等特征，甚至会改变自身的价值观，并造成身心健康问题。

共情疲劳一词最初由 Joinson 在 1992 年提出，用来描述急诊护理人员看到患者经受疾病折磨时，自身因感受到压力而导致情感淡漠的一种独特现象。心理危机干预人员和心理援助人员在工作中需要面对处于各种恐惧、痛苦状态的受助者，经常会共情到受助者的内在痛苦，因此也容易出现共情疲劳的现象。共情疲劳既会影响干预与援助人员自身的心理健康状况，限制救援者的共情能力，也会使得干预与援助人员在与受助者交流共处时无法表现出足够的共情和关怀，甚至表现出情感麻木、冷漠或逃避现象。

2. 共情疲劳的常见人群 心理危机干预和心理援助人员以及医疗急救人员是共情疲劳的高发人群。研究显示，急救医护人员共情疲劳发生的风险要远高于其他专业的医疗人员。急诊科医护人员与其他专科人员相比，共情疲劳的现象也更加严重。有调查显示，超过 50% 的急诊科护士有共情疲劳现象。我国一项关于新冠疫情医疗救援的一线医护人员心理健康调研显示，有 2/3 的医护人员出现了麻木、冷漠等共情疲劳心理。

除了职业特点的影响，干预与援助人员的自身特质因素也与共情疲劳的发生有密切关系。干预与援助人员自身的应对方式越消极，发生共情疲劳的概率就越大。Hooper 等人（2010）的研究表明，在发生共情疲劳的急诊科护士中，依赖安眠药物、能量饮料、抗抑郁药、抗焦虑药以及吸烟等消极方式来解压的人数比例远高于没发生共情疲劳的护士。

干预与援助人员的认知风格与共情疲劳的发生也有密切的关系。对自己职业认同越高、自我效能感越好的人员，发生共情疲劳的比例越小。在医护人员中，对医患关系的认知越积极正面，共情疲劳发生越少；而如果医护人员对医患关系的认知越消极，就越容易产生共情疲劳。

（二）共情疲劳的临床表现

一般认为，共情疲劳的发生主要分为三个心理过程，即从共情心不适到共情心压力，再发展为共情疲劳。干预与援助人员在面对受助者的早期，会表现出极大的共情心和关心，会积极共情受助者，但是在持续一段时间后，干预与援助人员由于体力和精力的大量消耗，再次面对求助人群时，可能会在产生共情心的同时，感受到自身的一些痛苦与不适，表现出共情心不适；当救援工作不断持续，干预与援助人员的心理不适没有缓解，反而要面对更多的饱受苦难的受助人群时，就需要动用更多的个人情感资源和精力，因此感到紧张和压力，从而出现共情心压力；若压力不断增加，干预与援助人员又无力缓解，则可能出现共情疲劳。

当出现共情疲劳时，干预与援助人员除身体、行为和心理疲惫外，对受助者的共情心、亲密感和希望也逐渐减弱。这种现象发生的原因通常在于助人者对受助者的痛苦反复或过度共情，从而导致自身的情感失衡，并开始产生情感淡漠的反应。一般认为，共情疲劳主要有以下三种表现：共情满足感下降、工作倦怠和继发性创伤应激。

1. 共情满足感下降　共情满足感主要是指干预与援助人员在帮助、照顾受助者时所获得的意义感和快乐感。而在救援工作中，由于工作任务持续加重、受助者状况持续恶化等负性刺激，导致干预与援助人员的共情满足感下降或消失。

2. 工作倦怠　工作倦怠是干预与援助人员在工作中产生的挫败感和耗竭感。在救援工作中，当出现无法实现救援目标、任务受挫或者工作持续时间过长等问题时，干预与援助人员就会出现情绪低落、成就感低、情感耗竭等症状,甚至开始怀疑自己的工作价值,表现出工作积极性下降、漠然对待受助者等现象。

3. 继发性创伤应激　继发性创伤应激是指干预与援助人员身处灾难、创伤性场景或者在救助伤亡者的过程中,出现的继发性创伤性体验。主要表现为闯入性的症状、高警觉、易激惹或者麻木、回避等特征。

(三)共情疲劳的测量量表

1. 共情疲劳自测量表(Compassion Fatigue Self-Test,CFST)　共情疲劳自测量表最早是由 Figley(1995)编制,主要用来评估医护人员的共情疲劳状态,主要由共情心疲乏和职业倦怠两个维度构成。该量表具有较好的信效度。

2. 职业生活质量量表(Professional Quality of Life Scale,ProQOL)　该量表是 Stamm(2018)在原始 CFST 基础上进行的修订,共包括共情满足感、工作倦怠和继发性创伤应激三个维度,是目前测量共情疲劳最常用的工具,中文版本也被命名为共情疲劳量表,并具有较好的信效度。该量表共 30 个条目,每个条目均采用 5 级评分法,从"没有"到"总是有"分别计 1~5 分,三个维度的临界值分别为<37 分、>27 分和>17分,轻度共情疲劳是指其中任一维度超出临界值,中度共情疲劳是指两个维度的得分超出临界值,重度共情疲劳是指三个维度的得分均超出临界值。

(官锐园)

参考文献

[1] MCCANN I L, PEARLMAN L.Vicarious traumatization: a framework for understanding the psychological effects of working with victims[J]. J Trauma Stress,1990,3(1): 131-149.

［2］李建明，杨绍清.地震后心理危机干预人员的心理状态调查研究
　　　［J］.中国健康心理学杂志，2008，16（12）：1425-1426.

［3］孙云，雷新文，舒琼.交通事故救援人员替代性创伤的预防和干预
　　　［J］.交通企业管理，2013，28（12）：61-63.

［4］STAMM B H.The Professional Quality of Life Scale: compassion
　　　satisfaction，burnout & compassion fatigue/secondary trauma
　　　scales［EB/OL］.［2024-10-18］.https：//www.researchgate.net/
　　　publication/239560836_THE_PROFESSIONAL_QUALITY_OF_
　　　LIFE_SCALE_Compassion_Satisfaction_Burnout_Compassion_
　　　FatigueSecondary_Trauma_Scales.

［5］HOROWITZ M，WILNER N，ALVAREZ W.Impact of event scale: a
　　　measure of subject stress［J］.Psychosom Med，1979，41（3），209-218.

［6］MAYES R，HORWITZ A V.DSM-Ⅲ and the revolution in the
　　　classification of mental illness［J］.J Hist Behav Sci，2005，41（3），
　　　249-267.

［7］FIGLEY C R.Compassion fatigue as secondary traumatic stress
　　　disorder: an overview［M］.New York: Brunner Routledge，1995：
　　　1-20.

［8］SARABIA-COBO C，PÉREZ V，DE LORENA P，et al.Burnout，
　　　compassion fatigue and psychological flexibility among geriatric
　　　nurses: a multicenter study in Spain［J］.Int J Environ Res Public
　　　Health，2021，18（14）：7560.

［9］JARRAD R，HAMMAD S，SHAWASHI T，et al.Compassion fatigue
　　　and substance use among nurses［J］.Ann Gen Psychiatry，2018，17
　　　（5）：13-18.

［10］BORGES，E.Compassion fatigue among nurses working on an adult
　　　　emergency and urgent care unit［J］.Rev Lat Am Enfermagem，2019，
　　　　27（5）：e3175.

第二节　替代性创伤与共情疲劳的形成

替代性创伤和共情疲劳作为心理危机干预人员和心理援助人员在工作过程中最为常见的两种继发性反应,提示我们对干预与援助人员本身的心理健康问题必须予以重视。这应该成为危机干预工作体系中的一个重要环节,本节将分别对这两个问题的形成机制进行阐述。

一、替代性创伤的形成

心理危机干预人员和心理援助人员的替代性创伤可以体现在生理和心理两个方面,表现为躯体异常、情绪问题、认知问题、行为问题,乃至于价值观和信念体系问题,对干预与援助人员有全方面的影响。因此,导致干预与援助人员出现替代性创伤的机制也是极为复杂的,可以从多个方面进行理解。

(一)情绪的身心机制

一般而言,危机干预是一个高强度的情绪劳动过程,干预者在付出体力和脑力资源的同时,还在大量消耗情绪资源。在危机干预过程中导致替代性创伤的情绪都是消极和负面情绪体验,如悲伤、恐惧、焦虑、愤怒、愧疚等。所有可能导致这些负性情绪产生的因素,都会在一定程度上引发替代性创伤。

高强度的心理援助工作也可能给心理援助人员带来类似的体验,但替代性创伤主要还是多发于心理危机干预人员,因此下文将聚焦于心理危机干预人员进行阐述。情绪的身心机制是干预与援助工作中导致助人者替代性损伤的基础机制之一。

1. 情绪的心理机制　心理危机干预是一个高强度的情绪劳动过程。为做好干预对象的工作,干预者必须充分理解其个人经历、把握其身心状态、感受其动机和需要。要达成这样的效果，意味着干预者需要启动并保持一个高强度、长时间的共情过程。共情是一种理解他人情感、感受和需要的能力，也是一种关心他人、分享他人情感体验的心理机制，主要体现在情绪自控、换位思考、倾听能力以及表达尊重等方面。这种强烈的情感联结能够帮助干预者更好地理解干预对象，在这种高度共情的倾听和互动过程中，干预者会"充分听到"干预对象的创伤经历和创伤影响，并"深层次"懂得干预对象，但共情过程中的"设身处地""感同身受"同时也可能使干预者高强度地体验干预对象的负面情绪，如恐惧、悲伤、愤怒、无力、沮丧和绝望等，很多时候会导致 Pearlman 和 Saakvitne 所指出的"共情痛苦"（empathic pain）。

在心理危机干预的过程中，干预人员在进行共情时，需要将自己的多数注意力投注在干预对象身上。此时，他们的镜像神经元高度活跃，视觉、听觉等多个感觉通道高度敏感，捕捉对方的表情、声音、身体姿态及情绪波动，以求与干预对象感同身受。在这个历程中，干预者将自身情感压低，让对方的情绪流入自己的心灵，对于干预对象而言，被共情的感受，能够帮助其感受到被理解、尊重、接纳等积极体验，有助于产生心理安全感，从而促进干预效果。正是因为共情在危机干预中的重要性和不可或缺，干预人员必须持续并专注地处于共情状态，也使得自己可能出现相应情绪体验。同时，研究人员通过系列实验发现，共情水平高的个体在观察到他人面临威胁的情境后，会产生更强烈的替代性焦虑和睡眠困扰。在危机干预过程中，干预者还存在过度共情的风险。一方面，因为共情在干预中的重要性，干预者有意无意都会提升共情的投入水平，这样就会提高经历负性情绪的可能性；另一方面，有研究者发现，高共情能力个体也更加容易体验到更多的情绪波动。因此是由于需要对干预对象进行感同身受的体验，干预者才容易出现相应的替代性创伤反应，这是共情的一种"副作用"。

另一个和危机干预中替代性创伤有关的情绪机制是反移情。反移情是一个复杂的精神动力学概念，从弗洛伊德提出伊始，就存在不同的理解和诠释，在此不作过多讨论。总体而言，整合的观点认为反移情是干预者对干预过程和干预对象活动情绪的、生理的和认知的反应，它是干预者对过去经历和干预对象现在行为的反射。它的动力学解释亦是治疗过程中的相互作用，是干预者对干预对象在干预过程中的情感与行为产生的反应。反移情受干预对象角色和功能的强烈影响。反移情也是心理治疗的必需环节，如果没有反移情的存在，那么必要的智慧和兴趣就减弱了，当然它应该产生在一定的背景中，也是干预者理解自己潜意识的一种工具。

在心理危机干预过程中的反移情，指的是干预者把自己生活中过去和当前重要的人或者事件的某些特征和行为转移到当前的干预对象和干预过程中。因此，危机干预工作同样存在大量的移情和反移情现象，因为高度共情几乎必然导致移情和反移情现象。在很多情况下，替代性创伤中会存在反移情现象和问题。一个在自身成长经历中有过创伤经验，且没有得到充分处理的干预者，很可能在干预中产生替代性创伤问题。例如，一个在过去经历了火灾并伴有丧亲之痛的干预人员，如果这个创伤经历没有得到处理，或者没有处理好，在面对同样情况的干预对象时，很可能出现过度的一致性反移情反应，干预对象的悲惨、无力和绝望体验，很可能激发干预者的既往创伤，导致干预者产生高强度的相同体验，和干预对象变得一样无力和绝望，这种情况一方面影响危机干预效果，另一方面也使得干预者经历消极的身心反应，产生替代性创伤；而另一种反移情类型——互补性反移情（干预者在与干预对象互动过程中产生的一种情绪反应或态度，这种反应或态度与干预对象的某些特质或行为是互补的），也可能导致替代性创伤。例如，干预者对于经历家庭暴力陷入无助、也无求助意愿、不能寻求法律等途径保护自己的干预对象，可能产生一种强烈的评判性情绪体验：恨其不争。这种愤怒体验，在阻碍干预效果的同时，会产生不必要的替代性创伤体验。

2. 情绪的生理机制　替代性创伤的具体表现，很多会体现为各种消极和痛苦的生理体验，生理功能状态受损，导致这些表现的机制是情绪的生理（具身）机制。情绪的具身性指的是情绪与身体之间的紧密联系，即情绪体验与身体的生理反应、动作和姿态之间存在着相互影响和相互作用。这一机制强调身体在情绪产生、表达和调节中的重要作用。

首先，对于干预者而言，干预历程类似一个低强度的应激体验。在这个过程中，研究者发现当干预者面对创伤性事件或听到干预对象的创伤经历时，下丘脑-垂体-肾上腺（HPA）轴被激活。下丘脑释放促肾上腺皮质激素释放激素（CRH），刺激垂体释放促肾上腺皮质激素（ACTH），进而促使肾上腺释放皮质醇。具身情绪强调身体感受与情绪反馈的双重作用。观察他人的情绪和自己经历同种情绪会产生相似的脑部活动，杏仁核在情感处理和应激反应中起关键作用，长期接触创伤性事件会导致杏仁核过度活跃，使个体对压力和威胁更加敏感。而海马体在记忆和学习中起重要作用，长期高水平的皮质醇会损害海马体的功能，导致记忆力减退和注意力不集中，还会影响个体对创伤性事件的处理和整合，增加创伤后应激障碍（PTSD）的风险。此外，有研究者探讨了前额叶皮质在认知控制和决策中的作用，特别是其在应激反应中的功能变化，发现前额叶皮质在认知控制、决策和情感调节中起关键作用。长期的应激反应会导致前额叶皮质功能受损，使个体在情感调节和应对策略上出现困难。前额叶皮质的功能下降会导致个体在面对创伤性事件时更容易出现情感失控和认知失调。

情绪词语也能够启动相应的情绪生理反应，使用肌电图（EMG）技术记录被试面部肌肉活动的研究证实对情绪词语的加工会激发该情绪相关的表情动作，这就意味着，倾听危机经历者叙述危机经历和感受，会产生相应的生理反应，也就是说，会经历和干预对象类似的体验。这与替代性创伤的直接成因是吻合的，替代性创伤正是由于接触到他人的情绪从而在自身产生了相似的情绪，观察到真实创伤者的动作、表情都可能引起相应的情绪，这些情绪会引起类似的生理反应。例如，干预者在共情状态下倾听干预对象从地震中险象环生的求生经历时，同样会产生类似的应激反应：心率加快，血压上升，肌肉紧张，甚至产生逃离的行为冲动等，也会体验到高度的身体紧张反应，仿佛自己正在经历逃生历程。高强度和持续的危机干预历程，会使得干预者如同不断经历不同干预对象的危机历程，身体始终处于应激状态，很容易出现耗竭反应，出现替代性创伤。

（二）建构者自我发展理论

建构者自我发展理论（constructivist self-development theory，CSDT）与替代性创伤之间存在密切关系。这是由McCann 和 Pearlman（1992）提出的关于替代性创伤机制的专门理论。

根据该理论，个体通过自身的认知图式与知觉建构出对现实的解释，在人际、内在、家庭、文化和社会框架下进行相应的认知调整，从而理解自身经历与周遭环境。这意味着个体的自我认知是在与环境的互动中不断发展和变化的。在危机干预过程中，如果个体接触到了创伤性事件，在面对创伤性情绪体验时，为自我保护和适应会出现非理性知觉，而这些认知图式的改变可以是普遍的，可能影响干预者的方方面面，从而产生替代性创伤。这些认知图式的改变，在干预历程中有累积效应，从而可以长期存在。

从功能角度看，替代性创伤反应实际上是干预者的自我在受到创伤事件影响后的适应过程。根据建构者自我发展理论，"自我"包含五个因素，分别是参照框架（frame of reference）、自体容量（self capacities）、自我资源（ego resource）、心理需要（psychological needs）和认知图式（cognitive schemas）。这些因素既是孕育替代性创伤的内生土壤，也是干预者受到影响的"重灾区"。以下是对"自我"五因素的具体说明。

参照框架，指的是个体看待自己和世界的个人框架，包含了干预者的自我观、世界观等内在信念体系，决定了干预者如何理解自己和所处环境，影响内在归因的认知加工过程。

自体容量，指的是个体的内在心理容量，用以保持自体稳定、连贯的自我一致性、联结感和积极自尊，这些是个体维持积极体验，保持与他人良好关系的基础。

自我资源，指的是个体满足心理需要和保持人际联系的能力，包括构想结果的能力，设置边界的能力和自我保护的能力。

心理需要则包括个体对安全感、信任、自尊体验、亲密和控制感的需要。

认知图式则包括诸多形式的记忆：言语记忆（认知描述）、想象（图像记忆）、情感（情绪体验）、身体记忆（身体感受）、人际记忆（对当前人际关系模式的认知结构）。在创伤体验中，上述记忆的每个方面都可能反映创伤事件的碎片（fragment）。

我们以一个危机干预人员的工作历程来理解上述五因素是如何产生影响的。咨询师 A 先生是一个开朗乐观,有很多生活乐趣,在日常喜欢主动帮助他人,对自己的职业价值和职业能力认同水平很高的专业人员。因此,咨询师 A 的信念体系积极而稳定,自尊水平和人际关系良好,有充分的自我关爱意识和能力,重要的心理需要也处于能够满足的平衡状态。

咨询师 A 接到邀请,参与了一次严重火灾的心理危机干预工作,其间他和遭遇严重丧亲、重大财产损失、身体受伤等不同危机的经历者共同工作。在干预过程中,A 被干预对象的各种经历和状态深深地影响,干预对象对危机发生、发展的各种描述,使得咨询师 A 感到"这个世界是很不安全的"(参照框架),对于没有充分有效地帮助到干预对象,A 感到"深深的愧疚,觉得自己不配称为咨询师"(参照框架、自体容量),此后持续感觉"很不安全,担心出事,出门反复检查家里的灶具是否熄灭、电器是否断电""因为愧疚和自责,不愿意让人知道自己的无力和无奈,因此回避和人交往"(自我资源、心理需要),在结束工作后的很长时间里"身体产生了各种不舒服的感觉,心情一直郁郁寡欢的,脑子里会不断回忆干预的经历,甚至影响睡眠等"(各种认知图式损害)。因此,可以看到咨询师 A 在自我的五个构成要素上都出现了一定程度的损害,这些替代性创伤表现已经产生并持续存在。

建构者自我发展理论为理解替代性创伤提供了理论框架。在心理危机干预中,干预者需要意识到自己的情感状态和可能受到的影响。

(三) 其他个人因素

除了上述的总体因素,还有一些干预者的个体因素会对替代性创伤存在影响,以下作逐一说明。

1. 性别因素　在心理危机干预工作中，男性和女性干预人员都可能会面临替代性创伤的风险。然而，由于性别角色、社会期望、个人经历等因素的差异，男性和女性在面对心理危机时可能存在不同的应对方式和情感反应。有研究表明，女性心理危机干预人员可能更容易受到替代性创伤的影响。这可能与女性更加关注他人的情感和需求，更容易产生同情和共情有关。此外，女性也更容易受到自我怀疑和内疚等情绪的影响，这可能导致她们更容易产生替代性创伤的症状。

然而，也有研究表明，男性心理危机干预人员也可能更容易受到替代性创伤的影响。这可能与男性更加倾向于采取"战斗或逃跑"的反应模式，试图通过控制情绪或寻求新的挑战来应对创伤有关。此外，男性也可能更容易忽视自己的情感和需求，从而增加了替代性创伤的风险。因此，性别对替代性创伤的产生和发展的确有影响，具体的影响机制还有待探索。

2. 生理状态　工作过程中干预人员的生理状态对替代性创伤具有重要的影响。个体的生理状态可以影响其心理反应和应对能力。当个体处于疲劳、疾病或不适等生理状态时，其心理承受能力和应对压力的能力可能会下降，从而增加替代性创伤的风险。例如，在一些特殊的危机干预环境下，心理危机干预人员面临连续工作、缺乏休息或饮食不良的情况，可能会出现身体疲劳和精力不足的情况。这种状态可能导致他们难以集中注意力、处理复杂的情绪和信息，从而更容易受到替代性创伤的影响。一些慢性疾病或健康问题也可能增加心理危机干预人员替代性创伤的风险。例如，高血压、心脏病等身体疾病，都可能影响个体的情绪状态和应对能力，使其更容易受到替代性创伤的影响。因此，对于心理危机干预人员来说，保持健康的生理状态非常重要。

3. 相关知识和经验　干预人员缺乏专业训练和危机处理经验是替代性创伤产生的重要原因之一。有研究者在调查中发现，刚从事心理救助电话热线咨询的工作人员，在半年之内就报告了不同程度的替代性的心理创伤体验。有经验的干预者在技能和认知结构上更为合理，而缺少经验的心理干预者不能够把握与干预对象的心理距离。但随着咨询经验的增长，干预者接触越来越多的创伤性体验，他们会很快提高自己在不良情绪体验方面的抵抗能力或者理性的心理防御能力。

（四）其他环境因素

除了干预人员的个人特征以外，尚有一些非个人的环境因素会导致替代性创伤的形成和发展，说明如下。

1. 危机环境　危机干预人员往往需要在特定的环境中工作，一些环境因素也可对替代性创伤的形成和发展产生影响，如危机的严重程度、刺激因素的暴露程度和频率等，特别是长期连续的现场救助。如"5·12"地震后，很多志愿者很快赶到了灾区，包括很多有经验的心理咨询师，他们被震区的惨状震惊，很多干预者的心理承受能力受到了极大的挑战，出现了恶心、呕吐等替代性心理创伤的生理反应，还有害怕和情绪不稳定等情绪上的反应。在很多严重的危机环境中开展的心理危机干预工作，危机环境都会对干预人员替代性创伤的形成产生复杂影响。

2. 组织机构因素　许多心理危机干预工作都是由特定的常设或者临时机构组织开展的，因此很多组织机构因素可以影响危机干预人员替代性创伤的形成。例如，组织机构的团队支持和沟通水平：如果缺乏沟通和支持，会导致干预者在面对创伤事件时缺乏及时的情感支持和专业建议；如果机构缺乏相应的培训和准备，干预者未能了解创伤事件的性质、可能的影响以及如何进行有效的干预，会增加替代性创伤的风险；管理过程混乱，工作分解和分配不合理，人员可能会感到过度疲劳和压力，从而增加替代性创伤的风险；在工作中的监督和反馈机制不足、对工作人员身心健康缺乏关注的工作氛围和文化，都是导致替代性创伤出现和发展的相关组织因素。总之，组织机构因素在危机干预工作中起着重要作用，它们可以影响危机干预人员替代性创伤的形成。

二、共情疲劳的形成

共情疲劳也称同理心疲劳，Figley 将其定义为个体因为长期暴露在共情压力下，在身体和情感上感到疲惫，引发情绪低落、身心疲劳、功能障碍等问题，导致共情能力下降的状态。替代性创伤和共情疲劳可以看作是同一现象的不同侧面。替代性创伤更侧重于长期接触创伤经历对心理工作者的深远影响，而共情疲劳则更侧重于情感和心理资源的耗竭。两者之间有许多重叠之处，且都对心理工作者的情感、认知、行为和职业功能产生负面影响。理解和干预这两种现象对于保护心理工作者的心理健康和提高其工作效率至关重要。

在危机干预和心理援助的过程中，干预与援助人员的不同个体特征、环境因素都会对共情疲劳的发生产生影响。在对共情疲劳机制的探索中，最初提出的是二因素模型，主要包括两个方面：二次创伤（secondary trauma，ST）和职业倦怠（job burnout，JB）。后来的研究者提出了三因素模型：在二因素模型的基础上增加了共情满足（compassion satisfaction，CS）。认为共情满足有助于缓解共情疲劳的负面影响，提高工作满意度和动机。目前对共情疲劳进行解释的主要理论是共情疲劳弹性模型。

（一）共情疲劳弹性模型

Figley 于 1995 年提出的共情疲劳弹性模型（Compassion Fatigue Resilience Model，CFR）认为，对危机干预对象和心理援助对象的共情能力、共情关心和共情反应会带来精神负担，进而使干预与援助人员产生悲伤、愤怒等消极情绪，并导致心理痛苦和躯体化反应。模型的具体形式见图 6-1。

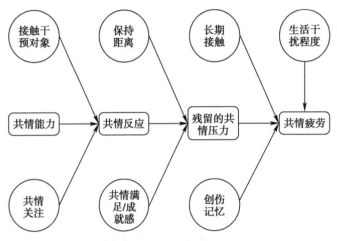

图 6-1 共情疲劳弹性模型

根据这一模型，以心理危机干预为例，在危机干预过程中共情疲劳的产生和发展有三个前提条件：第一，干预者接触危机干预对象，这意味着共情的启动；第二，在干预过程中，干预者产生共情反应，而这是危机干预的必然历程，这些反应建立在干预者的共情能力和共情关注基础之上；第三，产生共情压力，这指的是干预者在共情反应后残留的负面情感能量不断累积，从而对干预者的心理健康产生消极影响，干预者的共情满足有利于缓解这些共情压力，同时干预者也会采取保持距离等策略减轻消极体验；第四，在长时间的共情状态下，干预者残留的共情压力使其更容易受到创伤记忆的侵袭和现实生活的干扰，这时将会直接诱发共情疲劳。

我们依然用咨询师 A 的心理危机干预历程来理解共情疲劳的产生。A 根据工作安排，参与了某次严重泥石流灾害的灾后心理危机干预。在两天的时间里他评估干预了二十几位危机经历者，有经历丧亲之痛的老人、身体受伤的幸存者、遭遇重大损失的中年人等。在工作状态下，A 的共情能力高度激活，保持了持续的共情关注水平，这是第一阶段的历程；在持续的工作过程中，A 体验到了各种共情反应，和干预对象的同频使其不断感受悲伤、恐惧、愤怒和无助等情绪，A 知道自己的感同身受对于干预者有莫大的帮助，也体验到共情的有效性（共情满足），对此 A 感到自豪和满足，好像更有动力了，但同时 A 承受的这些情绪压力也使其意识到自己在有意无意地和来访者保持距离，无论是在物理上（身体的远离）还是心理上（情绪隔离），这是第二个阶段；由于危机人员众多，干预资源不足，A 需要持续工作，在不同干预任务之间几乎没有喘息之机（长时间接触），而听到和感受到的危机历程似乎也在 A 脑海中形成了一些鲜明的画面，引发了 A 对自己过往创伤经历的回想，但 A 没有时间处理。两天的工作结束后，带着巨大的身心疲劳，A 回到家里，面对家里孩子对日常琐事的抱怨（生活干扰），咨询师 A 感到自己筋疲力尽，不想听也无力处理孩子的负面情绪，甚至感觉自己难以压抑心中的怒火——共情疲劳充分形成。

（二）共情疲劳的其他影响因素

在共情疲劳弹性模型提出后，研究者们都能够认可共情及其历程是共情疲劳的基础因素。其他对于共情疲劳影响因素的研究主要聚焦于个体的人口统计学变量、接触或暴露于创伤事件的程度变量以及心理资源变量等，一些具体相关研究结果如下。

1. 个体的人口统计学变量 这些主要包括个人创伤史、婚姻状况、学历等。Adams 等人在对社工群体的共情疲劳进行实证性研究时发现，个体出现共情疲劳的风险与个人创伤史有关，即个体遭遇的消极生活事件或创伤性事件将会提高共情疲劳的发生率。Boscarino 等人的研究结果表明，婚姻状态也会对助人群体的共情疲劳产生影响，其中未婚者出现共情疲劳的可能性较已婚者而言要高，这可能与已婚者在家庭系统中得到的社会支持水平有关。在相关专业的高学历也对共情疲劳有影响，有研究表明，较高的学历往往与更强的共情能力相关联。这可能是由于专业教育过程中注重培养个体的情感理解与认知同理心，从而提高了个体在人际交往中的共情水平。赖丽足等人的研究发现高学历心理咨询师的共情能力与其继发性创伤应激（STS）和替代性创伤后成长（VPTG）均呈正相关，强调了中国高学历心理咨询师在应对共情疲劳过程中的积极面，即通过寻求意义实现个人成长。同时需要注意的是，尽管高学历者可能具备更强的共情能力，但他们在职业中或许也承担了更多的责任和挑战，因此或许也更容易体验到共情疲劳。例如，医疗、社会工作等领域的高学历专业人员，由于需要长期面对工作对象的痛苦和困境，其共情疲劳的风险显著增加。

2. 个体的心理资源变量 包括内在心理资源和外在心理资源。研究者们主要关注的外在心理资源包括社会支持（家人、同事、管理者等）、工作信息量、工作习惯等。其中，社会支持是一个非常重要的外在心理资源变量。Salston 和 Figley 认为个体建立良好的人际关系资源对于维护自身的心理健康是非常重要的，尤其要注重与家人保持紧密的联系，其次还需获得同事和管理者等其他重要他人的支持。在我国的研究中,社会支持与共情疲劳之间的关系得到了广泛探讨。这些研究不仅揭示了低社会支持对共情疲劳的显著负向预测作用,还深入分析了其背后的作用机制。例如,有研究考察了医护人员社会支持对其共情疲劳的影响,发现家庭、同事和管理者的支持是减轻共情疲劳的重要因素。另有研究在新冠疫情背景下,进一步验证了社会支持对医护人员心理健康的积极作用,指出感受到的社会支持与共情满足呈正相关,与职业倦怠、二次创伤呈负相关。还有研究者发现,遇到工作压力时采取积极策略(如听取他人意见、获得情感支持、采取行动扭转局势等)的个体报告的共情疲劳水平较低。

社会支持在共情疲劳中的作用是多维度的,它不仅能够直接缓解共情疲劳的症状,还能通过影响其他心理资源间接降低共情疲劳的风险。具体而言,社会支持为干预者提供了情感上的慰藉、信息上的支持以及实际帮助,有助于减轻其因长期接触他人痛苦而产生的心理负担。此外,社会支持还能增强个体的心理韧性,促进积极应对策略的采用,从而间接减少共情疲劳的发生。

个体的内在心理资源也逐渐引起了研究者们的关注。Katz在研究报告中提出,个体的内在心理资源会对共情疲劳的出现起到抑制作用。在心理资源中,Pietrantoni和Prati在研究一线救灾人员的心理弹性作用时发现,心理弹性能够预防他们在救援后出现各种心理不适。孙炳海等人在探讨共情疲劳的影响因素时也同样认为,在共情疲劳的发生过程中,各类诱发共情疲劳的因素需要通过内在心理资源(如自我复原力)的中介作用才能对个体的共情疲劳产生影响。

另一个与共情疲劳有关的心理特征是人格,多数研究的开展基于大五人格模型。有研究显示神经质水平较高的人倾向于更消极的思考和回避性的应对方式。在另一项研究中，研究者发现神经质人格与共情疲劳呈正相关，与社会支持、心理资本和共情满意呈负相关；而外向性、经验开放性、宜人性和责任感人格与共情疲劳呈负相关，与社会支持、心理资本和共情满意呈正相关。社会支持和心理资本与共情疲劳呈负相关，与共情满意呈正相关。

总体而言，有关内在心理资源与外在心理资源之间的交互影响，对共情疲劳的产生和发展有重要作用。

3. 接触或暴露于创伤事件的程度　包括救助对象的受创伤程度、工作负荷量、工作卷入程度等。Yoier 通过质性研究的方法探究了护士的共情疲劳情况及其原因，结果显示引发护士共情疲劳的几个主要因素为体制问题（如工作量与工作时间、有关护理患者数量的规定等）、照顾患者（如患者的严重程度、患者在护理时的表现、患者及其家人的要求等）以及自身问题（如个体精力有限、工作经验不足等）等。Boscarino 等人的研究发现，救助对象的受创伤程度和工作卷入程度会影响共情疲劳的发生率。还有研究发现，助人群体的工作量及救助数量与个体患共情疲劳的可能性呈正相关。国内的研究也指出了创伤事件暴露程度与共情疲劳呈正相关。林青青的研究发现，创伤事件数量和严重性、救援工作量、工作卷入程度等因素均会增加二次创伤（共情疲劳的一种表现）的风险。另一位研究者也强调了共情疲劳的产生与助人者暴露在创伤事件中的程度密切相关，处理更严重的创伤事件或更多的创伤案例会导致更高的共情疲劳水平。因此，创伤暴露的增加会加剧共情疲劳的症状。

在共情疲劳的发生机制中，个人内外在心理资源与危机干预相关因素（严重程度和暴露程度）的交互作用是核心影响因素。

　　总而言之,在心理危机干预和心理援助的过程中,替代性创伤和共情疲劳是两种重要的心理应激反应。这两种现象都与助人者对他人痛苦的高度共情能力有关,但它们影响个体的心理健康和工作表现,需要通过适当的干预和支持来缓解。

（张继明　蒋　燕）

参考文献

［1］CAMERON C D,HUTCHERSON C A,FERGUSON A M,et al.Empathy is hard work:people choose to avoid empathy because of its cognitive costs［J］.JEP:General,2019,148(6),962-976.

［2］郭晓栋,郑泓,阮盾,等.认知和情感共情与负性情绪:情绪调节的作用机制［J］.心理学报,2023,55(6):892-904.

［3］LI W Y,XU Q,LIU S,et al.Emotion concept in perception of facial expressions:effects of emotion label words and emotion laden words［J］.Neuropsychologia,2022,174(6):108345.

［4］GREINACHER A,DEREZZA-GREEVEN C,HERZOG W,et al.Secondary traumatization in first responders:a systematic review［J］.Eur J Psychotraumatol,2019,10(1):1562840.

［5］林青青,仇剑崟.灾难救援人员的二次创伤及干预策略［J］.心理学通讯,2020,3(1):41-47.

［6］孙炳海,楼宝娜,李伟健,等.关注助人者的心理健康:共情疲劳的涵义、结构及其发生机制［J］.心理科学进展,2011,19(10):1518-1526.

［7］BECK C T.Secondary traumatic stress in nurses:a systematic review［J］.Arch Psychiatr Nurs,2011,25(1):1-10.

［8］GLEICHGERRCHT E,DECETY J.Empathy in clinical practice:how individual dispositions,gender,and experience moderate empathic

concern，burnout，and emotional distress in physicians［J］.PLoS One，
2013，8（4）：e61526.

［9］ 赖丽足，任志洪，颜懿菲，等．共情的双刃剑效应：COVID-19 心理
热线咨询师的继发性创伤应激和替代性创伤后成长［J］.心理学报，
2021，53（9）：992-1002.

［10］ CHOI G Y.Secondary traumatic stress of service providers who
practice with survivors of family or sexual violence：a national survey
of social workers［J］.Smith Coll Stud Soc Work，2011，81（1）：
101-119.

第三节 替代性创伤与共情疲劳的预防与干预

对于心理危机干预人员和心理援助人员而言，替代性创伤和共情疲劳是常见且严重的问题。在危机干预工作中，替代性创伤和共情疲劳的预防以及干预的重要性不容忽视，原因有以下几点。

第一，替代性创伤和共情疲劳如果没有得到妥善处理，很容易对干预与援助人员的心理健康造成损害。预防替代性创伤和共情疲劳可以帮助干预与援助人员及时识别和管理自己的情绪，避免过度沉浸在他人的创伤故事中，从而保护自己的心理健康。

第二，替代性创伤和共情疲劳可能导致干预与援助人员出现情绪耗竭、焦虑、抑郁等心理问题，这些问题会严重影响他们的工作效率和质量。通过预防，干预与援助人员可以保持良好的心理状态，更加专注于工作，提高干预效率。

第三，在危机干预工作和心理援助工作中，干预与援助人员作为专业人士，需要保持冷静、理性和专业的形象。如

果干预与援助人员因为替代性创伤和共情疲劳而出现情绪失控或行为失当的情况，不仅会影响自己的形象，还会对干预与援助工作造成负面影响。预防替代性创伤和共情疲劳可以帮助工作人员保持专业形象，维护自己的信誉和权威。

第四，预防替代性创伤和共情疲劳有利于促进干预与援助人员的个人成长，通过掌握有效的干预技巧、提高自我觉察能力、寻求专业支持等方式，干预与援助人员可以不断提升自己的专业素养和个人成长，为更好地执行危机干预工作打下坚实的基础。

总之，预防替代性创伤和共情疲劳在危机干预工作和心理援助工作中具有重要意义。它不仅可以保护干预与援助人员的心理健康，提高工作效率，维护专业形象，还可以促进个人成长和发展。因此，心理危机干预人员和心理援助人员应该高度重视替代性创伤的预防和干预工作，采取有效的措施来降低其发生的风险。

对于替代性创伤和共情疲劳的预防和干预，Saakvitne 和 Pearlman 提出了应对的三个基本原则，即"觉察、平衡和联系"。其中，"觉察"是指作为干预者要及时发现自身的需求、情绪、资源等方面的不协调情况；"平衡"是指干预者应在工作、休闲、休息之间寻找适当的平衡点；"联系"则是要求干预者与自己、他人和外在世界能保持良好的沟通渠道。围绕着这三个原则，针对助人者个人和心理危机干预与心理援助工作的组织机构，都有很多相应预防措施。

一、个人措施

1. 提升和发展创伤管理能力 干预与援助人员要充分意识到在专业的工作过程中，替代性创伤和共情疲劳的发生和影响是难以避免的，因此，助人者自身需要有充分的知识和能力储备。因此，干预与援助人员需要在学习危机干预相关知识和技能的同时，掌握创伤、替代性创伤和共情疲劳的相关知识，了解和掌握相应的评估和干预技能。这意味着干预与援助人员需要通过系统学习提升自身的专业水平，并需要得到及时的专业督导，持续地累积充足的工作经验，而这将有利于助人者及时觉察自己的不平衡状态，以利于其自身的调整。

2. 提高危机干预和心理援助的专业水平　干预与援助人员需要不断学习和提高自己的专业技能，提高工作能力和效率。良好的专业能力，可以使干预与援助的有效性得以提升，将有利于助人者在工作中保持良好的心态和自我效能，从而缓冲导致替代性创伤和共情疲劳的诸多因素，如挫败感、绝望体验等。通过参加培训、研讨会和分享会等活动，干预与援助人员可以了解最新的干预技术和方法，增强自己的应对能力。

3. 提高自我认知与情绪觉察　干预与援助人员需要反复关注自己作为助人者的动机以及参与危机干预工作与心理援助工作的内在需要，这样有利于干预与援助人员在自己的胜任力范畴内工作。干预与援助人员也需要充分了解自己的情感反应和应对方式。通过培养自我觉察能力，可以及时识别并管理自己的情绪，避免过度沉浸在受助对象的创伤经历中。

4. 掌握并有效应用自我调节的方法　干预与援助人员需要掌握丰富的创伤疗愈技术，用以助人的同时，还可以帮助处于替代性创伤和共情疲劳状态的自身。一些躯体稳定技术和情绪稳定技术，如"蝴蝶抱""安全岛""保险箱""着陆"等特定的自我保护技术有助于自我调节。有研究者发现，正念练习非常有利于干预与援助人员替代性创伤的预防和干预。

5. 设定工作界限和安排个案负荷 在危机干预工作和心理援助工作中，助人者由于巨大的助人动力，以及受助对象的强烈需要，容易过度投入，导致个案负荷过大，或者承受超出个人能力的工作。为了避免过度投入和耗竭，干预与援助人员需要设定明确的工作界限。这包括规定工作时间、休息时间以及个人生活的保护时间。通过合理安排时间，他们可以确保自己有足够的时间和精力来处理工作和个人生活。

6. 建立个人化的支持体系 干预与援助人员需要建立一个支持网络，包括同事、朋友和家人。在面对创伤事件时，可以寻求这些人的支持和理解，如在持续的危机干预工作过程中，危机干预人员应保证能够在工作间隙保持与支持网络的联系，以获得情绪支持和关心。

7. 获得持续的专业支持 在心理危机干预和心理援助的工作过程中，寻求专业支持是非常重要的。专业支持的渠道包括同侪督导和团体案例分析等，这个过程有利于帮助干预与援助人员降低认知挫败，借助团体中的简报，有利于助人者表达对受助对象经历的反应；专门的督导也是非常重要的，这可以帮助干预与援助人员及时处理工作中遇到的情绪压力和困扰，对反移情问题进行检视，从而避免替代性创伤的形成和发展。当替代性创伤的程度较重，已经明显影响干预与援助人员的身心状态和工作效果时，干预与援助人员需要及时寻求心理咨询或者其他专业资源的帮助，在此时，尤其要打破求助的耻感和讳疾忌医的心态。

8. 保持健康的生活方式 干预与援助人员应该保持健康的生活方式，帮助自己处于良好的身心状态，尤其是在持续的心理危机干预和心理援助的工作过程中，这一点对于避免替代性创伤至关重要。通过保持身体健康和良好的生活习惯，干预与援助人员可以提高自己的心理韧性和应对压力的能力。因此，干预与援助人员需要关注自己的饮食、睡眠、运动和休息等方面。

总之，心理危机干预人员和心理援助人员避免替代性创伤和共情疲劳需要综合运用多种策略。通过上述策略的综合运用，促进"觉察、平衡和联系"，这样可以更好地应对工作中的挑战和压力，在保护自己的心理健康的同时完成相关工作。

二、组织管理措施

在多数复杂的危机事件中，心理危机干预工作和心理援助工作都是在一定的机构组织下开展的。因此，组织结构因素在相关工作中起着重要作用，同时也可以影响干预与援助人员的替代性创伤和共情疲劳的形成。以下是一些关键的组织结构因素。

1. 团队支持和沟通　一个支持性强且沟通顺畅的团队环境可以显著降低干预与援助人员的替代性创伤风险。借助稳定的团体案例讨论、同侪督导机制，简报制度、关键事件应激报告法（CISD）等，能够帮助团队成员之间相互理解、支持和协作，分享彼此的感受和经验，使干预与援助人员在面对创伤事件时能得到及时的情感支持和专业建议。但注意在开展这些团体工作时，要注意流程的合理设置，避免出现替代性创伤和共情疲劳的"传染"。

2. 提供充分的培训和准备　充分的培训和准备工作可以使干预与援助人员在面对危机时更加自信和有准备。这些培训应该包括了解创伤事件的性质、可能的影响以及如何进行有效的干预与援助。通过模拟演练和案例学习，干预与援助人员可以更好地掌握所需的技能和知识，从而减少替代性创伤和共情疲劳的风险。另外，在进入危机干预和心理援助的环节之前，相关机构应对危机事件、受助对象特征、工作环节和环境等进行充分介绍和说明,避免干预与援助人员以一种"茫然、盲目"的状态进入工作。

3. 合理的工作负荷和工作环境设置　合理的工作负荷和资源分配对于保护干预与援助人员的心理健康至关重要。如果工作量过大或资源不足,人员可能会感到过度疲劳和压力,从而增加替代性创伤和共情疲劳的风险。因此,组织需要确保为干预与援助人员提供足够的时间和资源来处理工作,同时也要关注他们的工作负担是否合理。在资源支持的前提下,要尽力为干预与援助人员营造安全、舒适、私密、温馨而富有意义感的个人工作环境(例如,放置家人的照片、风景照)。

4. 建立健全工作过程中的监督和反馈机制　有效的监督和反馈机制可以帮助组织及时发现并解决潜在问题,从而提高心理危机干预工作和心理援助工作的质量。通过定期评估干预与援助人员的工作表现、提供反馈和建议,组织可以确保工作人员得到必要的支持和指导,从而减少替代性创伤和共情疲劳的风险。

5. 组织文化和价值观　形成支持员工心理健康的组织文化和价值观可以显著降低替代性创伤和共情疲劳的风险。在心理危机干预工作和心理援助的组织过程中,针对替代性创伤,应该建立这样一种氛围:在助人工作中受到(消极)影响是不可避免的。与之相反,某些机构的价值观认为心理工作者如果不能加班、不能全情投入、会去休息,那么这些心理工作者就都是不尽责的——这是一种引发和强化替代性创伤的组织氛围。如果组织能够重视助人者的心理健康、提供必要的支持和资源,并鼓励干预与援助人员关注自己的情感需求,那么助人者在面对创伤事件时就能得到更好的支持和帮助。

总之,组织结构因素在心理危机干预和心理援助工作中起着重要作用,它们可以影响干预与援助人员替代性创伤的形成。为了降低替代性创伤的风险，组织需要关注并优化这些结构因素，为干预与援助人员创造一个支持性强、沟通顺畅、培训和准备充分、工作负荷合理且资源充足的工作环境。

（张继明）

参考文献

[1] SAAKVITNE K W，PEARLMAN L A.Vicarious traumatization：a framework for understanding the psychological effects of working with victims［M］//STAMM B H.Secondary traumatic stress: self-care issues for clinicians，researchers，and educators.Lutherville：Sidran Press，1996：25-49.

[2] PEARLMAN L A，SAAKVITNE K W.Trauma and the therapist：countertransference and vicarious traumatization in psychotherapy with incest survivors［M］.New York：WW Norton & Company，1995.

[3] 赖丽足，任志洪，颜懿菲，等.共情的双刃剑效应：COVID-19心理热线咨询师的继发性创伤应激和替代性创伤后成长［J］.心理学报，2021，53（9），992-1002.

[4] 理查德·K.詹姆斯，伯尔·E.吉利兰.危机干预策略［M］.北京：中国轻工业出版社，2017：546-550.

练习与思考

1. 请根据替代性创伤的概念和核心症状，回忆一下自己在心理危机干预和援助过程中曾经出现过哪些替代性创伤的症状，以及曾采取过哪些有效的应对策略和方法。

2. 请根据共情疲劳的临床表现，分析在自己的危机干预机构中，有哪些因素可能导致心理危机干预人员产生共情疲劳。

3. 作为助人者，我们应该怎样看待替代性创伤和共情疲劳？它们是不可避免的吗？想一想，你的哪些特点可能使你在进行危机干预时经历替代性创伤或共情疲劳？

4. 在接到一个心理危机干预任务后，你需要帮助自己做好哪些准备，才能帮助自己在做好工作的同时，避免替代性创伤，减少共情疲劳？